U0334830

大脑逆龄指南

BIOHACK YOUR BRAIN

[美]克里斯汀·威勒米尔（Kristen Willeumier）

[美]莎拉·托兰（Sarah Toland）

◎著

周莉 王玮 由华◎译

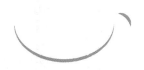

中国原子能出版社 中国科学技术出版社

·北 京·

Biohack Your Brain: How to Boost Cognitive Health, Performance & Power by Kristen Willeumier, Ph.D. with Sarah Toland, ISBN: 9780062994325
Copyright © 2020 by Willeumier Enterprises, LLC.
Published by arrangement with William Morrow, an Imprint of HarperCollins Publishers.
Simplified Chinese translation copyright © 2023 by China Science and Technology Press Co., Ltd.
All rights reserved.

北京市版权局著作权合同登记 图字：01-2023-5149。

图书在版编目（CIP）数据

大脑逆龄指南 /（美）克里斯汀·威勒米尔
（Kristen Willeumier），（美）莎拉·托兰
（Sarah Toland）著；周莉，王玮，由华译 . — 北京：
中国原子能出版社：中国科学技术出版社，2024.3（2024.5 重印）
书名原文：Biohack Your Brain: How to Boost
Cognitive Health, Performance & Power
ISBN 978-7-5221-3110-8

Ⅰ . ①大… Ⅱ . ①克… ②莎… ③周… ④王… ⑤由
… Ⅲ . ①脑—保健—指南 Ⅳ . ① R161.1-62

中国国家版本馆 CIP 数据核字（2023）第 225161 号

策划编辑	孙　楠　刘颖洁		**责任编辑**	马世玉　陈　喆	
特约编辑	刘颖洁		**文字编辑**	孙　楠	
封面设计	仙境设计		**版式设计**	蚂蚁设计	
责任校对	冯莲凤　邓雪梅		**责任印制**	赵　明	

出　　版	中国原子能出版社　中国科学技术出版社
发　　行	中国原子能出版社　中国科学技术出版社有限公司发行部
地　　址	北京市海淀区中关村南大街 16 号
邮　　编	100081
发行电话	010-62173865
传　　真	010-62173081
网　　址	http://www.cspbooks.com.cn

开　　本	880mm×1230mm　1/32
字　　数	176 千字
印　　张	9.25
版　　次	2024 年 3 月第 1 版
印　　次	2024 年 5 月第 2 次印刷
印　　刷	北京盛通印刷股份有限公司
书　　号	ISBN 978-7-5221-3110-8
定　　价	69.00 元

序

当我和克里斯汀·威勒米尔见面时，我正在寻找一位懂得认知分析的神经科学家来进行一项研究试验，期望通过对无症状痴呆患者的研究来发现早期的痴呆症状。克里斯汀的资质很好，因为她既有广博的认知科学的知识基础，又有在大型大脑成像诊所多年从事研究工作的独特经验。

开展此项试验的研究团队包括很多杰出的医生和神经精神病学家，但是从一开始，克里斯汀就表现出了与众不同的特质——她尽责、努力、一心要找到解决方案，这些特点在我们初次见面时就显而易见。然而，当她把一些测试工具带入此项试验的时候，我还是很惊讶，因为那些经常依赖这些测试工具的神经科学家都没想到它们，就连我也没想到。

我从事大脑疾病相关的研究与治疗已有四十余年，进行了数不清的临床试验。我有幸因工作成果而获得赞誉，包括出现在《时代周刊》（Time）"医学群英"那一期的封面上。当克里斯汀向我这样一个多年来致力于认知健康研究的人展示还可以使用不同方法的时候，不难想象她给我留下了多么深刻的印象。

克里斯汀尽职尽责、富有同情心，绝对可以担负起大脑研究领域代言人的责任。能把如何改善认知功能讲解清楚的神经科学家和神经外科医生为数不多，而克里斯汀语言简洁、心怀同情，能够用通俗易懂的语言讲述大脑方面的知识。

关于大脑这个话题，清晰的表述十分珍贵。在过去十年间，我们看到越来越多的信息四处传播，声称可以用这样或那样的方式提高认知健康水平。每当打开推送的新闻，你总会看到又有一篇文章告诉你什么好、什么坏、该吃什么、不该吃什么。

然而这些信息大多缺乏可靠的科学数据。比如，在谷歌网页上搜索一下，就可以看到成千上万种宣称可以改善认知功能的保健品，而以高质量研究作为支撑的为数极少。我常常希望能有一本手册发给患者，列出我们所确切知道的能够改善大脑健康状况的干预方法。

现在有了，本书就是应用研究成果来优化大脑。这是个相对较新的科学领域，正因为如此，来源可靠的建议才至关重要。例如，我们最近才了解到膳食、锻炼、正念、睡眠以及压力管理对认知功能的影响极大，而其影响认知的方式与影响心脏的方式完全不同，我们还知道干预某些生活方式能够将患痴呆的风险延缓十年之久。

如果你计划只活到40岁，那么这本书可能没什么帮助；但是如果你想尽量健康长寿，那么本书对你的认知健康和整体生活质量意义重大。

换言之，你如果有适用的资源和信息，就可以运用生物方法改善大脑健康。在我看来，克里斯汀比任何人都更有资格教给我们使大脑逆龄的最佳方法，就连我都学到了不少东西。

——基思·L. 布莱克（Keith L. Black）

医学博士，西达赛奈医疗中心神经外科主任医师、教授

认知脑健康

如今，关于健康和保养的指导无处不在。你从医疗企业、书籍、网站、食品与健身公司、医院与健康集团都能获悉最新的保健趋势和解决方案。他们告诉你要去健身房、食用某种膳食、服用某些补充剂、减肥、降低胆固醇、降低血压、保持心脏健康、预防癌症……众说纷纭，让人无所适从。

在我们听到的各种说法中，涉及大脑的还不够多，而大脑是人身体不可或缺的器官，生命的方方面面都由它来协调。

自从考入波士顿大学心理学专业起，我就对大脑十分着迷，在获得学士学位后，我心怀热情继续学业，就读于加州大学洛杉矶分校，获得生理学硕士学位和神经生物学博士学位。

在攻读硕士学位和博士学位的时候，我对神经内分泌学、神经生理学和神经遗传学进行了多年的实验室研究。在此期间，我获得了美国国家卫生研究院的奖学金，因而有机会在世界各地的研讨会上展示我的研究成果。

博士后出站后，我进入大脑成像领域，担任阿门诊所的研究主任。阿门诊所是专攻大脑研究的精神健康中心，享誉美国。这个经历改变了我和许多其他人的生活。在这里，我协助主持了以美国橄榄球联盟球员为对象的几项临床试验，揭示了橄榄球运动对人们的认知健康会造成多大的损害。我和同事们发表的研究成果在当时是开创性的。更重要的是，我们发现可以通过非侵入性的方法协助治疗甚至逆转我们所看到的一些认知损伤，这些方法包括膳食、补充剂、运动和认知训练。

让我欣慰的是，我后来能够利用从这些试验中获得的知识帮助父亲。我的父亲患帕金森病多年，于 2017 年去世。目睹他的病情进展，我非常痛苦，但同时也怀有希望，因为我知道自己能够通过一些方法帮助他维持生活质量。随着他病情的恶化，我鼓励他采用了一些我们治疗美国橄榄球联盟球员大脑损伤的技术，他的平衡力和握力奇迹般地得以改善，直到去世都能在一定程度上自理。直到今天，一想到当时能够教给他那些方法，让他的晚年生活更加愉快、充满希望，我仍然深受鼓舞。

这件事可以用来概括我在二十多年的研究中学到的最重要一课：每个人都有改变大脑的潜能。无论你多大年纪，也不管你过去做了什么选择，你总有可能做出改进。

毕竟，现在有数百万美国人正在与认知问题作斗争。许多人将诸如记忆力减退、脑雾、注意力不集中、焦虑和抑郁等症状归咎于身体问题，其实出现这些症状的根本原因在于大脑。

人们很容易将认知问题视为压力的副产品，不可否认，压力无处不在，然而，这并不意味着无法防止压力对认知能力造成损害。科学研究表明，我们可以使用一些方法消除压力对大脑的影响，恢复认知能力和潜力。

你可能担心会患上痴呆，这种担心完全可以理解。痴呆是各种认知障碍症状的统称，目前65岁以上的美国人当中有10%受其困扰，随着美国社会的老龄化，预计这个比例还会增加。导致痴呆的细胞变化可能在你进入老年的几十年前就发生了，甚至可能提早到三四十岁，这也是大脑开始老化的年龄。因此，现在就是开始关注大脑健康的最佳时机。无论多大年纪，你都可以抓紧时间，养成有益大脑健康的习惯，以免在年龄渐长时被诊断出患有痴呆。

如果你经历过脑震荡之类的轻微脑损伤，或者担心脑损伤会对你的孩子或孙辈造成什么影响，尤其是他们参加体育运动的话，那么应对恐惧的最佳方法就是学习相关知识。大脑损伤不是放弃的理由，而是一个机会，你可以借此了解如何通过饮食、锻炼、补充剂和其他生活方式的选择来恢复认知健康。

新冠疫情发生后，关注大脑健康比以往任何时候都更加重要。对于千千万万的美国人来说，新冠疫情加剧了压力、焦虑和恐惧，破坏了人们的情绪，干扰了认知功能和健康。在此书中，你将了解到如何应对压力，克服恐惧等负面情绪，改善大脑健康状况，以便将来能够更加坚强地面对类似灾难。更重要的是，你学到的关于提高认知能力的一切知识，包括吃什么、如何锻炼、服用哪些补充剂，也会帮你提升免疫力，让你在下一次新冠肺炎疫情暴发的时候拥有更强健的体魄。

我写这本书是想告诉你：无论大脑健康状况如何，你都能实现大脑逆龄，改善大脑功能。即使你多年以来都没有重视认知健康，也能把以上愿景变为现实。我之所以这么肯定，是因为看到了一个又一个实例，包括认知健康曾经遭受重创的患者。如果经年累月承受头部重击的橄榄球运动员都能在几个月内改善大脑状况，那么你也可以。

我想说的是每个人都有自己的旅程，而我的目的是帮助你发现在人生旅程中可以做些什么来利用大脑真正的力量。我将向你阐释大脑不是头颅中的抽象结构，而是一个奇妙的器官，它能协调身体运动、指导意识思维、驱动智力和个性发展。简而言之，是大脑造就了独特而美丽的你，拥有生命，何其幸运。

目录

001 | 第一章
Chapter 1 | **大脑真的可以改变**

006　改变大脑并非脑科学：我在闻名全国的脑成像中心学到
　　　的东西
010　改变大脑最重要的 3 种方法
020　没错，在任何年龄都可以改变大脑

025 | 第二章
Chapter 2 | **脑科学基础知识**

029　大脑知识初探：大脑——人体最复杂的器官
036　高级思维在何处发生：两个大脑半球的真相
039　脑生物学：了解大脑的 6 个区域，掌握神经学基础知识
041　意识、下意识和潜意识的秘密
045　智力："聪明"的真正含义
046　大脑的迷人事实和惊人真相

053 | 第三章
Chapter 3 | **健脑膳食**

058　第一步：只需替换食物，就可拯救大脑
060　第二步：多吃脂肪，但是只吃正确的脂肪

065　第三步：要吃糖类物质，包括被许多人错误放弃的那一种

068　第四步：这类食物应该占饮食的大部分

073　第五步：优先摄入植物蛋白，谨慎选择动物产品

079　第六步：用饮食滋养肠脑轴

081　第七步：尝试间歇断食

084　知识点综合整理：遵循"健脑膳食"的最佳方法

093 | 第四章
Chapter 4 | **强健大脑的运动**

097　运动最大限度增加脑部血流量

099　生成新的脑细胞最迅速有效的方法

101　为更聪明、容量更大的大脑而锻炼

103　循序渐进，从容应对大脑应激反应

106　动一动，换个心态

111　白天运动，晚上好梦

112　减肥且鞭策大脑，如何两全其美

117 | 第五章
Chapter 5 | **营养补充剂显身手**

122　首发阵容：改变大脑的 6 种补充剂

133　全明星阵容

139　伤病替补阵容

目录

151 Chapter 6 | **第六章**
补水正当时

156 处于脱水状态的大脑
161 你所需要的饮水量
165 水电解质平衡与运动饮料的真相
167 为何水质对健脑如此重要
169 益于大脑的首选饮品：水
170 助力大脑的三大饮品
175 关于咖啡的真相

181 Chapter 7 | **第七章**
压力来袭

185 睡眠显身手：改善大脑实际需要的时间
192 让头脑更冷静、更聪明的 3 种训练方法

203 Chapter 8 | **第八章**
拥有健康、积极的心态

209 思维如何改变大脑
212 安慰剂效应：积极思维的神奇功效
217 摆脱消极思维的 8 个步骤

225
Chapter 9

**第九章
行之有效的益智健脑游戏**

229　让益智游戏发挥最大作用的 4 个技巧
233　10 种让你更敏锐、更聪明、更健康的益智方法

243
Chapter 10

**第十章
实时监测大脑健康状况**

256　启程：将目标付诸行动的 4 种方法

271

**结语
在 21 世纪实现大脑逆龄**

272　神经反馈疗法
274　高压氧疗法
275　漂浮疗法
276　催眠疗法

279

**后记
在后新冠疫情时代寻找爱和幸福**

第一章

大脑真的可以改变

Chapter 1

我住在洛杉矶，如果你来过这里，应该知道洛杉矶有温暖的气候、美丽的海滩，还有棕榈大道上让人目不暇接的汽车。

　　我算不上车迷，但是无论谁住在这座阳光之城，都会不由自主地被它的汽车文化吸引。你如果在圣莫尼卡大道待上一个下午，会看到各种各样品牌的汽车，从经典款凯迪拉克到老款阿斯顿·马丁，再到全新的特斯拉、保时捷和法拉利。洛杉矶也有很多旧车，这些旧车的引擎盖坑坑洼洼，后边被撞得破破烂烂，车漆也喷涂过多次，这些汽车破到几乎辨别不出型号甚至品牌。

　　这是一本关于脑健康的书，我却在一开头用这么多篇幅谈论洛杉矶的汽车文化，是出于这个原因：要解释大脑的运行机制和正确保养大脑的重要性，用汽车做类比是最合适的。汽车是一部复杂的机器，包含数百个不同的工作部件，我们头颅内部的这个器官也是如此，它控制着人体的几乎每一个细胞、思想和行为；大脑的每个部分都很重要，就像汽车部件一样：如果汽车内部的某个阀门生锈，发动机深处的风扇烧坏，或者一个你从未听说过的泵叮当作响，那么汽车不会运行良好，大脑也是如此。

我每次踏进家门的时候，都会想到这个大脑和汽车的类比，因为我的未婚夫马克（Mark）的爱好就是修复老爷车。我家的车库里停满了漂亮的老款汽车，家里的走廊和家庭办公室里摆着马克获得的许多奖杯。跟马克一起住在洛杉矶这个汽车王国，我了解到那些特别爱护汽车的人真是了不起，他们能把20世纪50年代、60年代或70年代的车保养得非常好，使之从外观到性能与现代汽车相比毫不逊色。反之，如果不好好保养，车子往往状况差、跑得慢、寿命短，甚至可能不安全。

不过，大脑和汽车的相似之处也就这么多了。和汽车不同的是，大脑是一个有生命的、耗氧的超级计算机，具有非凡的处理能力。不仅如此，它还是造就个人特质的关键因素。不保养车辆，可能会产生昂贵的修车费用或者被困在空荡荡的高速公路上，而如果不关注大脑健康，后果就严重得多。如果你没有养成有益大脑健康的习惯并时常保养大脑，你就不能产生新想法、保持专注力、学习新信息，或者记住一些小细节，而我们在这个星球上的时间之所以如此宝贵，正是因为生命中的那些点滴小事。如果不进行持续的保养，大脑就无法长期高效运行，身心健康都会受到影响。这就像保养汽车，你需要更换机油和各种液体、检查胎压、换掉旧的空气滤芯和耗尽电量的电池。大脑跟汽车不一样，车坏了可以再买或者租一辆新的，而大脑却无法替换。

我们每个人终生只有一个大脑，不仅如此，大脑还是身体中最重要的器官，它掌控着身体、心理和情感的运行，控制着我们所做的每一件事，包括有意的行为，比如说什么、如何说、如何移动身体、是否想要冰激凌圣代或羽衣甘蓝沙拉，也包括身体机能，比如心率、血压、呼吸、睡眠周期、饥饿和口渴。

大脑还解释和翻译来自身体其他部分的感官信息，控制眼睛看到的、耳朵听到的、鼻子闻到的、皮肤触碰到的、舌头尝到的所有东西。

大脑也直接与身体的其他区域交流，通过脊髓发送和接收数百万条信息。大脑和脊髓一起构成中枢神经系统，中枢神经系统负责整合身体和感官信息，协调全身上下的身体、心理和情感活动。

大脑是人身体中最重要、最复杂的器官，它包含大约1000亿个脑细胞，即神经元，还有数十亿个支持神经元的神经胶质细胞。单个神经元可以与其他神经元形成数千个连接，并且利用被称作"突触"的结构，在细胞之间发送信息。这个系统就像一个由复杂的细胞、管道和信号组成的精妙迷宫，它能够在大脑中产生超过 100 万亿个连接，人脑也因此被称为"已知宇宙中最复杂的物体"。

有个好消息要告诉你：我会帮助你破解大脑的密码，教你用生物的方法保养大脑。

改变大脑并非脑科学：我在闻名全国的脑成像中心学到的东西

大脑非常复杂，但是我们改变大脑的方式并没有那么复杂，甚至可以说非常简单！在博士后出站后，我开始担任阿门诊所的研究主任，在那里，医生们利用临床病史和脑部扫描的信息治疗各种身体、心理和情感问题。我亲眼看到，只要对日常作息做出持之以恒的微小改变，就可以有效优化大脑健康，这让我十分惊讶。这些生活方式的改变非常简单，比如用某种食物替代另一种食物、采取特定的锻炼方式、运用不同的态度应对日常状况，以及遵循五年级学生都能理解的简单方案。

阿门诊所为各种认知疾病提供全方位的诊疗方案，包括很容易想到的阿尔茨海默病、记忆问题和其他神经退行性疾病。另外，诊所还帮助人们解决心理健康问题，比如焦虑、抑郁、注意力缺陷与多动障碍（ADHD）、自残、自杀、愤怒管理、精神分裂症、强迫症、双相情感障碍和边缘型人格障碍。有些人曾经遭受脑震荡或其他创伤性大脑损伤，有些人患有影响整个神经系统的疾病，例如莱姆病或曾经暴露于有毒霉菌。这些疾病都是可以医治的，只需参照患者的脑部扫描结果，帮助他们调整生活方式，比如选择对认知功能和健康有益的饮食、锻炼和补充剂。

在阿门诊所，我们管理的首要健康问题之一是帮助患者减重，因为过多的身体脂肪会对大脑健康产生严重影响。我以大脑检查的结果为依据，使用简单的方案，针对生活方式进行调整，指导了数百人减轻体重并且防止反弹。

在担任研究主任，主持临床神经成像试验期间，我的收获堪比在攻读博士学位期间所学到的，我的心得正是本书的前提：常人也可以通过一些生物的方法保养大脑。我看过患者实施治疗方案之前和之后做的成千上万次脑部扫描，十分惊奇地发现仅是对生活方式做出简单调整，就能在几个月的时间内获得显著的甚至让人欣喜的巨大改变。

有一个很好的例子：我在2009年作为负责人之一进行了一个临床研究试验，研究对象是现役和退役橄榄球运动员。在此之前从未有过以健在的橄榄球运动员为对象，应用大脑成像技术进行的大规模研究，我们想要全面了解头盔之下大脑的状况。在那项研究中，我们招募了100名美国橄榄球联盟的运动员，既有现役的，也有退役的，他们来自 27 支球队和赛场上所有的位置。要参与这项研究，他们必须至少在美国橄榄球联盟的赛场上活跃了 3 年，也就是说，他们不可以是坐在替补席的球员。他们当中的很多人，无论是进攻球员还是防守球员，都遭受过多次猛烈撞击和脑震荡，以及数百乃至数千次较轻的次级脑震荡。

虽然我们预计会看到一些脑外伤，但还是被运动员们伤病的严重程度震惊了。他们当中不乏世界上最杰出的运动员，身体高度谐调，状况良好，或者曾经如此。这些运动员的全部时间都用于训练、睡觉、举重、吃饭、呼吸，心中只有一个目标：在比赛中获胜。严格说来，他们的大脑本应相对健康，而实际上却是诊所有史以来一些最不健康的病例。

我们首先让这些运动员做了一套全面的神经心理和神经认知测试，还给他们做了脑部的功能性成像和电成像，由此我们可以看到他们大脑深处的样子，观察哪些区域运行良好，哪些区域表现不太理想。检测结果真是令人大开眼界：大多数运动员的大脑没有获得所需的血液流量，尤其是在负责记忆和基本认知功能的区域。

脑部扫描的结果虽然令人吃惊，但是并不让人沮丧。我们有信心帮助他们恢复认知功能，让他们的大脑能够像以前一样，快速有效地完成任务，无论是在场上还是场外。但要做到这一点，意味着要改变他们的日常生活，也意味着要获得他们的信任。

在接下来的 6 个月里，我们与运动员交谈，教他们了解大脑功能，我们还搜集了每个人认知功能的数据，要求他们依据这些数据对生活方式和膳食做出特定的改变。每个运动员的个性化方案都规定了何时睡觉、睡眠时长、应该服用或避免哪些营养补充剂。我对他们进行持续的指导，经常与他们单独或分组见面，为他们加油打气，促使他们将方案贯彻到底。

6 个月后，我们重新扫描了这些运动员的大脑，又让他们做了一遍与之前相同的测试。这次的扫描结果比最初的那次更加令人印象深刻。此前，他们当中一些人的脑灌注（脑血流）是我们见过的最不健康的，然而在短短的 180 天里，他们的大脑功能就得以恢复。在 6 个月后的扫描中，我们可以清楚地看到大脑血流状况得到改善，在一些以前因健康状况不佳和反复撞击而受损的认知区域，其功能得以恢复。

如果职业橄榄球运动员都可以改变他们的大脑，那么所有人都可以，除非你也曾经被体重 250 磅 ①、穿戴重达 20 磅的装备和聚碳酸酯头盔的男人多次撞击，否则改变大脑对你来说更加容易。

———————————

① 1 磅 ≈ 0.454 千克。——译者注

改变大脑最重要的 3 种方法

· 在任何年龄都可以生成脑细胞

首先，告诉你一个事实：我们每天损失大量脑细胞，这是自然老化过程的一部分。有些人损失的脑细胞比别人多，原因在于压力过大或者过多接触存在于环境、水和食物中的重金属、杀虫剂或其他有毒化学物质。当然，导致大脑细胞损失的还有毒品和酒精成瘾、轻度脑损伤、中风以及帕金森病或阿尔茨海默病等认知疾病。

其次，告诉你一个好消息：我们的大脑包含 120 亿~140 亿个神经元，这是我们体内寿命最长的细胞之一。绝大多数神经元会终生留在我们体内，包括与生俱来的和幼年时生成的，因此，保持神经元健康对长期的认知功能至关重要。

最后，告诉你一个特别好的消息：过去，科学家认为人在成年以后无法生成新的脑细胞，但是事实证明他们错了。哪怕年龄渐长，我们也可以长出新的脑细胞，甚至在六十岁、七十岁、八十岁也可以。

生成新脑细胞的过程被称为神经发生，这个过程在大脑中一个叫作"海马体"的区域进行。海马体是一个海马形结构，位于哺乳动物的大脑皮层的内褶区，在记忆和学习中起着主要作用。本书第二章会对海马体进行更深入的阐释。

神经发生不仅适用于运动员或者渴望解锁最佳大脑功能的年轻人，最近的研究表明，即使是七八十岁甚至九十岁的人，也可以通过改变运动、饮食、压力、睡眠和补充剂来刺激新神经元的生长。研究甚至还显示，年长者和年轻人可以长出同样数量的新神经元，就连老年阿尔茨海默病患者也是如此。

健康的新细胞生成以后，神经的能力就会提升，可以激活、连接并响应大脑处理和接收的所有信息。你拥有的健康细胞越多，就越能快速有效地做出明智的决定、集中注意力、提高记忆力、保持各方面的能力。"执行功能"是一个概括性的名词，泛指控制行为的各种高级认知技能。神经元死亡是大脑老化的标志，所以通过生成新细胞来减缓或对抗神经元死亡的能力越强，大脑就越年轻。

具体说来，研究表明神经发生可以增加大脑海马体的体积并且增强其功能，从而有助于保持乃至增强记忆力和学习能力。新脑细胞的生成还可以帮助你更好地应对压力和缓解情绪障碍，比如抑郁、焦虑、甚至创伤后应激障碍。还有研究表明，海马体新细胞的生成也有助于减缓甚至逆转阿尔茨海默病等认知疾病的发病进程，虽然这方面的研究仍然处于起步阶段，但是前途光明。

神经发生和神经可塑性（后者指通过学习新东西而激发的

神经元连接的改变）都证明了这一点：大脑在人的一生当中都会发生变化。新神经元的生成是我们重塑大脑的一种方式，它赋予我们终身改善认知功能的能力。

在本书中，你将学到具体的、有科学依据的激发新神经元生成的方法。这些方法包括锻炼、膳食、营养补充剂，以及压力应对方式的调整。有些方法是特定的，例如，研究证明并非所有类型的运动都可以促进新神经元的生成。和汽车保养一样，你能否坚持这些习惯决定了你的大脑是性能一般，还是修复如新、闪闪发亮。

· 血流至关重要

这听起来可能不像高深的神经科学，但是循证研究表明，要获得最佳认知健康和功能，必须增加大脑的血液流量。

如果你觉得这听起来很简单，那就对了。但是简单并不意味着普遍：大多数人的脑循环都不够理想。

要弄清楚脑循环欠佳的现象为何如此普遍，首先要了解大脑健康的两个要素：第一，我们的大脑需要丰富而稳定的血流才能正常运转；第二，许多现代生活习惯会对脑循环造成负面影响，早期不会引起症状或问题，到发现时常常为时已晚。虽然大脑只占人的总体重的2%，却需要身体总供血量的 15%~20%。为了给大脑总部持续提供氧和营养丰富的血液，我们的身体甚至会减少其他器官的血液循环。

另外，大脑的耗氧量是肌肉的三倍。血液是为大脑细胞供氧的唯一途径，有了血液大脑才能有效开动、运转、发出信号。一旦血流量不足，脑细胞就会开始死亡。

血液还是大脑唯一的葡萄糖或其他糖类的来源，而葡萄糖是脑细胞的燃料。肌肉可以储存葡萄糖，但是大脑不能，如果流向大脑的血液不足，脑组织就会"挨饿"。大脑是一个"食量"很大的器官，消耗身体总血糖的 40%~60%。此外，血液还为大脑提供其他重要的营养物质，包括维生素、矿物质、脂肪和氨基酸。

大脑的营养和氧气供应哪怕只是减少一点点，它激活一些区域的能力就会下降，这些区域帮助掌控情绪和认知功能，包括注意力、对细节的记忆力、想出新点子的创造力、做出正确抉择的决定力和多任务的执行力。

脑部血液循环还有另一个关键作用：带走累积的代谢废物组织，包括 β-淀粉样蛋白。这种蛋白如果在大脑中累积，会变得具有很强的毒性，可能会使人患上阿尔茨海默病。人们有脑雾、注意力不集中或记忆力减退的症状时，常常以为是由于睡眠不足、压力过大、饮食不良，或者甲状腺功能减退，很少会想到可能是大脑循环方面的问题，大多数患者或医生都不会想到这一点。

为什么这么多人的血流状况欠佳？这可以归咎于许多现代生活习惯，包括我们如何吃喝、睡觉、锻炼和处理日常压力。虽然涉及的因素很多，但是我们只需改变一些习惯，就可以见到显著成效。

·让交感神经系统平静下来，大脑的改变就会立竿见影

根据梅奥诊所的说法，压力是"应对生活中各种事情时正常的心理和身体反应"。换句话说，压力是自然现象，适当的压力甚至还有益健康。身体的"战斗或逃跑"反应（即面临令人紧张甚至危及生命的突发情况时发生的一系列反应）会刺激身体，使其产生我们需要的激素等化学物质和大脑活动。例如，我们被掠食者追赶时会跑得更快，被袭击者逼入绝境时会更加激烈地搏斗，甚至还会抬起压在亲人身上重达两吨的汽车。

压力不仅能够在生死攸关的情况下提供助力，还有其他健康方面的功能。少量的强烈压力有助于激励我们采取行动，专注地完成任务，并在压力事件结束后获得成就感。

注意，最后一句话的关键是"在压力事件结束后"。如果压力过大，持续时间较长，那么对大脑是有害的。长期的压力

会导致斑块积聚，动脉变窄，从而使脑循环变慢，也可能会收缩甚至永久损伤脑部血管。当我们处于压力之下时，肌肉会紧张，尤其是脖子上的肌肉，这会进一步减少大脑血流量。

慢性压力也会对神经元造成很坏的影响。如果你长期压力过大，大脑就无法进行神经发生，也就无法生成新细胞，更糟糕的是，大脑还有可能开始杀死细胞。另外，慢性压力会使大脑组织老化，并且减少神经元的寿命，这种影响类似于脑震荡或神经退行性疾病的始发阶段。

在压力状态中存活下来的脑细胞也不太健康，慢性压力会导致神经元过度活跃，随着时间的推移，可能会建立新的神经通路，增强大脑功能。

说到压力，就一定要详细谈谈皮质醇，皮质醇是一种激素，压力带给人体的许多害处就是它造成的。每当我们面临任何类型的压力时，不论好坏，都会产生皮质醇。少量皮质醇不一定有害，甚至还可能有益，但皮质醇过多则可能有害，会导致体重增加、睡眠中断、海马体萎缩，还会降低注意力以及回忆事实与场景的能力。此外，皮质醇还可能使杏仁核体积增大，活动水平增强。杏仁核是大脑深处的一组杏仁状神经元，有助于给记忆赋予情感意义。杏仁核如果变得更大、更活跃，我们就可能会对恐惧和焦虑更加敏感。

慢性压力对大脑健康还有其他危害，可能使大脑产生更多的白质（白质是脂肪组织，占大脑体积的一半，许多神经连接在此发生），白质太多意味着灰质的空间变小，而灰质是大脑处理所有情绪、行为和感官信息的地方。这种不平衡可能会导致情绪和认知问题，而且当压力解除时，这些问题不一定会随之消失。

大多数人认为压力与创伤事件导致的情绪问题有关，创伤事件有被迫出售房屋、患病或受伤等，也可以是一些日常事务，比如应对工作压力、处理超负荷账单、照料孩子或其他家庭成员。

压力还会以其他形式出现。引发身体压力的可能是关节炎、糖尿病和痴呆等疾病，也可能是血压过高、膳食不良、睡眠太少和慢性脱水。另外，过度锻炼或者缺乏锻炼也可能造成慢性压力。

除了精神、情绪和身体上的压力，我们还有可能承受来自环境的压力，这是现代世界一个日益严重的问题：大量化学物质被用于制造食品、服装，以及护肤美妆用品和家居办公物品，我们呼吸的空气都受到了污染，这些污染物也会增加我们的压力，对大脑的危害尤其显著，会增加患认知衰退疾病和认知疾病的风险。

我知道，想到凡此种种，你可能已经觉得压力倍增，但在详细介绍解决方案之前，我还想让大家关注另一个重要的压力

来源：电磁场（EMF）。根据美国国家环境健康科学研究所的定义，电磁场是"不可见的能量场，通常被称为辐射"，其来源于手机、电脑、无线网络、微波炉、吹风机、电视、电线以及其他电气设备和无线传输设备。

虽然许多手机和科技产品的制造商都声称他们的产品发出的少量辐射并无危害，但是研究结果并非如此。针对手机的研究显示，电磁场可以改变大脑的兴奋程度，即神经元的活跃程度。大脑活动过多会导致神经元过度兴奋，从而损害大脑的健康和功能。电磁场还会抑制血液流向大脑，导致记忆力减退，甚至损伤神经元的脱氧核糖核酸（DNA）。还有证据表明，电磁场可能会干扰身体的睡眠周期和能量水平，还可能导致其他健康问题，比如体重增加、头痛、头晕，甚至患上癌症。

克里斯蒂的故事：压力如何悄悄影响大脑

克里斯蒂（Kristy）让我评估一下她的大脑健康状况，她的母亲和哥哥不到 60 岁就去世了，原因是患有一种被称为胶质母细胞瘤导致的罕见脑癌。克里斯蒂来找我的时候 54 岁，非常了解关注大脑健康的重要性。

克里斯蒂初次和我见面时，她看上去乐观而平静，但是在她的脑部扫描结果中，我却看到了安静喜悦的外表之下的东西。

在观察克里斯蒂的脑电波活动时，我发现她的 β 脑电波活动过度，这是焦虑、压力和无法放松的迹象。换句话说，她的大脑非常活跃，而且是不好的活跃。她的神经系统像是被锁定在高度警觉的状态，神经元毫无必要地过度放电，这会加速年龄导致的认知能力下降。这种情况就好比患者的血压达到了 140mm/90mm/Hg，对克里斯蒂的健康来说，是一个巨大的危险信号。

看完扫描结果以后，我问克里斯蒂是否压力很大。她告诉我新装修的房子管道爆裂，整个楼下都被水淹了，上个月她和家人一直住在旅店。装修房屋本来就花了很多钱，结果完工没几天就得搬出去，现在还要估算维修和水淹的损失。

回到汽车的比喻，这是外观与内部机械不匹配的经典示例。表面上一切都闪闪发光，状态很好，但在内部，克里斯蒂的"引擎"都快要爆炸了。

我无法修复她被淹的家，或者让高昂的维修费用消失不见，也无法补救让她倍感压力的那些事情，但我可以指导她在生活方式上做出一些具体改变，让交感神经系统镇静下来（交感神经系统是自主神经系统的一个分支，负责让身体做出"战斗或逃跑"的反应）。

经过几个月的减压技巧练习，克里斯蒂说我们初次见面时她的脑雾和疲劳的症状已经消失了。以前面临生活中的各种状况时，她感觉无助而被动，现在她能够掌控生活，更加有效地应对压力，并且开始好好照顾自己，这一切变化都是因为她终于把大脑健康看作重中之重。如今，克里斯蒂的生活与之前相比截然不同，她的大脑更加健康，而认知健康又促进了整体身体健康，她更快乐了，生活也因此有了显著改善。

这个故事的重点是：我们不可能预见每一个危机和每一个潜在的压力源，但是我们可以学习如何改变大脑，更好地应对压力，也许更重要的是，我们还可以学会管理压力，让大脑功能更加健全。

克里斯汀的提示：压力对大脑的结构和功能影响深远，无论你是否感觉得到或者表现出来。学习减轻压力的方法可以改善大脑状况，让你更敏锐、更健康。在本书中，你将学到如何更好地处理压力，让交感神经系统平静下来，拥有更健康、更快乐的大脑和身体。

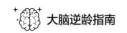

没错，在任何年龄都可以改变大脑

关于改变大脑的最后一句话：无论你多大年龄，都可以改变它。如果你二十多岁，以为自己不必为认知能力的衰退而担忧，那么请你三思。人的大脑要到 25 岁才能完全成熟，一些神经科学家甚至认为大脑可能会一直发育到三十多岁。这意味着你当前的膳食、睡眠、锻炼方式、饮酒量和整体生活方式正在影响着你的大脑发育。

大脑在你三十多岁的时候完全成熟，之后自然衰老的过程就开始了。此时，我们可能开始每天失去多达 8.5 万个神经元，还可能表现出可以量化的认知衰退迹象。好好照顾大脑可以延缓衰老的进程，让你在中年阶段更健康、更快乐、更聪慧。

到了 40 岁，人类大脑的体积开始缩小，平均每 10 年缩小5%，但要知道这只是平均值。要想延缓随年龄增加而脑容量减少的进程，需要培养一些新习惯，我会在书中介绍相关内容。

在四十多岁的时候，你可能开始出现短期记忆力、推理能力和语言流利程度的衰退。不过，与此同时大脑调节情绪的能力以及与他人共情的能力也会比以前大有提升，还有研究表明，注意力与持续关注力也在这一阶段达到最佳状态。

研究显示，在五十多岁的时候，我们的整体知识基础达到顶峰，理解和学习新知识的能力高于此前任何时候。这也解释了为什么研究人员发现人到中年时的认知测试成绩比年轻时要高。

你可能在五十多岁时最聪明，但是你的词汇技能要到六十多岁和七十岁出头时才达到顶峰。研究表明，虽然六十多岁的飞行员可能需要更长的时间来查看驾驶舱的仪器，但是他们驾驶飞机的能力高于年轻同行，这得益于他们储备了更多的专业知识。在七十多岁的时候，人的大脑开始萎缩，不过研究人员发现，能够在这个年龄段保持身体健康、精神活跃的人可以像二十多岁的年轻人一样，心情愉快、头脑健康。脑部扫描结果还显示，和二十多岁的人相比，七十多岁的人的情绪也更加健康。

你如果有幸活到八十多岁甚至更高龄，就更有充分的理由不断提高认知健康和功能。如果你好好照顾大脑，它就会让你的思维保持敏捷，你就可以继续与家人朋友互动、看书、看电影，追求自己的爱好。在诊所里，我甚至看到八十多岁的人也可以促进大脑血液循环，提高大脑功能。记住，大脑状况随时可以改变。

我喜欢与患者分享这句话：不让任何大脑掉队。无论你多大年龄，我们都能让你的大脑变得更好。以下是具体方法，现在就开始吧。

10分钟内改变大脑的10种方法

1. **快步走**。研究表明，短时间的锻炼可以增加脑血流量、提高创造力、激发新想法、全面改进执行力。如果你在工作时觉得脑子不转了，或者需要为大型会议做准备，那么你在办公室周围快步走一会儿对大脑和工作都有好处。

2. **吃一块黑巧克力**。黑巧克力中含有大量矿物质和被称为类黄酮的植物化合物，类黄酮对健康非常有益，可以减少自由基的营养供给、促进大脑血液循环和增加输氧量。一些研究甚至显示，在做事情两小时前吃黑巧克力可以提高记忆力，提高反应速度。注意，一定要吃黑巧克力，因为牛奶巧克力和白巧克力中的类黄酮含量都不高。

3. **坐直**。坐直身子，拉长肩膀、背部和颈部的线条。这样可以立刻增加脑部供血。研究还表明坐姿挺拔可以改善别人对你的看法，也能增强自信心。

4. **用非惯用手书写**。这个小练习要求你的大脑走出日常舒适区，有助于加强神经连接、神经再生。对一些人来说，因为习惯了发短信或者打字，仅仅是用手写字对大脑来说都是新鲜事物。

5. **吃一大碗蓝莓**。如果你想生成新的神经元，就把一大碗蓝莓当作零食吧。蓝莓富含类黄酮、多酚和经研究证实可以促进神经发生的其他有益健康的化合物。

6. **学习一个新词。** 扩大词汇量可以提高你的认知能力和整体智力，还能立即促进海马体生成新的神经元。如果想要提醒自己每天都这样做，可以买一本印有每日一词的日历，或者在手机上下载一个有这种功能的字典应用程序。

7. **想象怎么把一天过得更好。** 这个练习不仅可以让头脑平静、舒缓压力，还能改善情绪，甚至可以让你在工作岗位、健身房以及生活的方方面面都有更出色的表现。职业运动员和公司的首席执行官常常在重大事件之前运用这一策略，或者把它当成每天早晨的惯例。

8. **创造十分钟的空白时间。** 找个没有电话和电视的房间，这里没有叮咚的提示音、没有嘀嗒的钟表声、没有叽喳的鸟鸣、没有新闻推送、没有节目播放、没有干扰、没有任务，只有你自己，眼睛睁着或者闭上都可以，好好享受毫无压力的十分钟。这个练习可以让交感神经系统平静下来，让你在一天余下的时光里，体会到对精神和情绪更强的掌控感。

9. **用芳香消除压力。** 在家中或办公室使用精油有助于减轻压力、让交感神经系统平静、改变脑电波活动，从而改善认知功能和调节情绪。那么，哪种气味最有用呢？研究表明，薰衣草的香味在减轻压力方面的效果很好，佛手柑的香气有助于增加活力，乳香能给大脑带来更多的氧。

10. 写下让你心存感激的一件事。 在便笺上写下让你心怀感激的一件事，把它贴在浴室镜子、冰箱门、办公室电脑上，或者你一整天都能看见的任何地方。你每看到一次，这个小提醒都会帮助你放松、减压、调节情绪。

第二章

脑科学基础知识

Chapter 2

我在读博士期间，研究重点是了解帕金森病基因及其突变如何导致早发型帕金森病。为了让自己在研究中更能感同身受，我加入了帕金森病支持小组，以便更好地了解患者是怎样日复一日与疾病作斗争的。我意识到我越能深入体会他们在身体、精神和情绪上的独特挑战，就越有动力，我不仅要完成自己的研究课题，还要想方设法为这个群体服务。我完全没有料到，十多年后我能应用这些知识来帮助自己的父亲。

　　我父亲于 2017 年去世，当时我的心都碎了。我非常爱他。如果你认识他，就会知道他给人带来了多少启发与激励，不仅对我如此，对所有受他影响的人都是如此。他曾是海军陆战队队员，并且以此为荣。在越南战争中，他服役于海军陆战队被称为"丑陋天使"的中队，驾驶战斗直升机执行过两次任务。他还当过泛美航空公司的机长，驾驶波音 747 飞机飞遍全球。不在天上飞的时候，他热衷社区服务，在长达 25 年的时间里担任预备消防员。对我和其他许多人来说，他是一个真正的爱国者和美国英雄。

正因为如此，看着健壮、勇敢、无私的父亲身体逐渐退化，我心里特别难过。他患病后期握不住笔，无法从玻璃杯里喝水，走路拖沓，也不能照顾他的两匹马——"毛毛"和"淘淘"。起初，我们不知道这是帕金森病，在确诊前的 20 年，他就开始有帕金森病的症状，当时他和家人都以为不过是年龄导致的特发性震颤。我开始在阿门诊所工作以后，他的症状有所加重，这才引起了我们的重视。我知道他的神经系统出了问题，需要采取措施治疗神经系统了。

在意识到父亲的症状是帕金森病的相关症状后，我把惊愕和心痛化为行动。我鼓励他尝试用于治疗美国橄榄球联盟球员认知问题的几乎所有方案，包括高压氧疗法、营养补充剂和针灸。在此之前的多年里，他已经在按照我的建议吃对大脑有益的食物，其中重点吃有机食品、非转基因食品、全食物①和植物性食物。我在此基础上做了一些调整，把白面包换成全麦面包，把全脂牛奶换成杏仁奶，还让他每周至少吃两份海鲜。

他非常愿意改善膳食，也愿意服用补充剂和经常锻炼，但是他也很固执，讨厌自己被当成病人。也就是说，他不接受高压氧舱、特殊针剂注射和五花八门的神经测试，也不愿意被针

---

① 即基本上保持完整形状，包含原有营养的食物，如蔬果、糙米、豆类等。——译者注

戳来戳去。

不过，父亲所做的调整确实改善了生活质量，这些改善具体而细微却又意义重大，直到今天，我都倍感欣慰。在餐馆里，他用叉子的时候能够更稳更准，这样一来，他就不会觉得那么没面子，因而更愿意外出了。他走起路来步伐更加稳定，平衡能力也有了一些提高，这让他能够在马厩里和马多待一会儿，不用担心摔倒（不过他会在马身上靠一靠）！

我的父亲，这个曾经带着成千上万的乘客飞往世界各地，载着士兵出入战争地带执行救援任务的壮汉，竟然变得如此虚弱，每念及此，我都心痛不已。不过我也怀有希望，因为我有丰富的脑科学知识，也知道虽然父亲的情况不容乐观，却仍然可以尝试改变生活方式和做一些理疗。能够在他去世的前几年教给他一些方法，让他可以更好地掌控生活，这对我来说意义非凡。

不管你现在面临何种问题，还是并无困扰，我都希望你能对大脑有所了解。大脑是一个不可思议的器官，不应忽视。了解大脑，你就知道自己力量在握，能够变得更敏锐、更健康、更快乐。

大脑知识初探：大脑——人体最复杂的器官

人脑的平均质量约为 3 磅，具体重量因人而异，取决于人的身高、体重和性别。男性大脑的平均体积略大于女性，分别为 1274 立方厘米和 1131 立方厘米。男性的大脑比女性大 10%，不过男性体形的平均值也大于女性，二者大脑体积的差异正与此对应。就大脑而言，体积更大并不意味着更聪明，研究表明两性在智力方面没有差异。

虽然两性的智力相同，但大脑内部还是存在着细微不同。看起来男性大脑的前部和后部有更多的连接，这让他们对周围环境的感知和意识更加敏锐，而女性的左脑和右脑之间的连接更多，这让她们更善于整合信息，得出更全面的结论。不过，有些研究人员认为这些差异不是与生俱来的，而是因男女成长和社会化方式不同而产生的副产品。

大脑包含 120 亿 ~140 亿个神经元，神经胶质细胞的数量约 850 亿。神经胶质细胞是神经元的支持细胞，帮助神经元协调神经元网络的活动、运送化学物质、清除代谢积聚。

一个单独的神经元可以通过突触（即神经节）与超过一万个其他神经元连接，细胞因此能够传递电信息、化学信号和其他信息。如此巨大的规模让大脑一直十分忙碌，能够建立超过一百万亿个连接。一百万亿这个数字是银河系恒星数量的一千倍，这样一比就能理解这个数字有多么庞大了。

另外，这些连接并非以龟速运行，神经元能够火速处理信息，每秒通过突触传递大约一千个神经脉冲（即信号）。有些神经脉冲从身体传到大脑或从大脑传到身体的速度非常快，最高可达 268 英里 [①] 每小时，超过了一级方程式赛车的速度。

无论速度快慢，神经元的活动都非常频繁，能使大脑产生真正的电力。事实上，大脑产生的生物电可以点亮一个低功率的灯泡。几年前，一位科学作家甚至发现大脑产生的电力足够在大约 70 小时内把一部苹果 5C 手机充满电。

神经元向其他神经元发送信号的目的是执行某个特定功能，比如处理眼睛看到的事物，或者回忆同事或朋友的名字。神经元之间这种相互交流的链条被称为神经网络或通路。当神经元在同一个神经网络中反复交流时，这个神经网络会变得愈加强大。

但是神经网络与州际高速公路不同，在公路上，人们从 A 点到 B 点的路线是固定的，与此不同，神经网络却可能经常改变路径。我们长期保持的生活习惯会改变甚至破坏神经通路，同时，我们也可以通过学习新信息、养成新习惯等方式来锻炼大脑，创建新的神经通路。

大脑的容量超过某些智能手机，甚至超过某些台式电脑。人脑容纳的信息量相当于 250 万吉字节的数字内存，而最新的智能手机的内存也不过 1024 万吉字节。我们还可以从另一个角

---

① 1 英里 ≈ 1.609 千米。——译者注

度来看大脑容量：据《科学美国人》(*Scientific American*)杂志报道，如果大脑能够录制电视节目，可以容纳大约3亿小时的节目，足够毫不间断地播放300多年。

一些科学家喜欢将大脑比作计算机，实际上大脑的内部构造与计算机完全不同。大脑重量的75%是水，大脑体积的60%是脂肪。这意味着大脑需要从膳食中获得充足的水分以保证良好的血液流动，还要获得充足的必需脂肪酸（EFA）。我们的身体不能产生必需脂肪酸，只能通过食物获得，所以，膳食对大脑的全面健康至关重要（本书第三章将对此进行深入探讨）。

大脑还需要有葡萄糖或其他糖类的持续供应才能运转。与肌肉和肝脏不同，大脑不能储存葡萄糖，必须依靠充足的血液来获取葡萄糖，才能激发神经元，并且让神经元有效运作。此外，大脑还需要从膳食中获取大量维生素、矿物质和其他营养。

一位电视主持人的"脑健康真人秀"

大多数人都是通过电视认识马克·斯坦斯（Mark Steines）的，在三十多年的时间里，有数百万人在电视屏

幕上看到过他。马克是一位广播记者和体育主播，曾荣获
艾美奖，他最著名的节目是《今晚娱乐》和《家庭》。

然而许多人不知道的是，马克在开始电视台的职业生
涯之前，是一名很有实力的橄榄球运动员，他获得了全额
体育奖学金，就读于北艾奥瓦大学。他是后卫，球龄十一
年，梦想成为美国橄榄球联盟的一员。但在大学四年级的
时候，他的十字韧带撕裂了，运动生涯就此结束。伤病使
他转向电视行业，但他从未失去对运动的热爱，直到今天
仍然保持着与橄榄球运动的联系，主持一年一度的玫瑰花
车游行，采访职业选手。

我和马克自 2005 年以来就一直是好朋友，我和同事
们开始美国橄榄球联盟运动员的研究以后，他一直关注着
我们的工作。2013 年，他邀请我上《家庭》节目，我在节
目上介绍研究成果，我在听众面前坦诚讲述了重击对大脑
造成的影响，他听得既惊讶又担心。

马克几十年来一直沉浸于橄榄球运动，但是对于这项
运动可能给大脑造成何种影响，他知之甚少，这在我们开
展研究的那个时代非常典型。我是第一个让他开始认识脑
震荡真正后果的人，从我这里，他了解到只不过打打橄榄

球，竟然可能在多年以后发生严重的认知损伤。而橄榄球是美国人最热爱的消遣运动之一。

在认识我之前，马克的态度和当时的许多前运动员一样。他们认为，橄榄球更像是战斗，而不是体育运动，脑袋像钟一样被"当"地撞那么一下实在太正常了，甚至可以看作一种仪式，标志着你的成长。在他打球的那个年代，如果因为头部受到重击而不得不坐在场外，会被别人看作软骨头，你应该摆摆头、一笑了之，接着打球，不去就医，也不休息。

我们成为朋友以后，马克认识到大脑不是脑袋里边抽象的存在，能够承受一次又一次的撞击而毫发无损，大脑像膝盖、腹股沟、脖子等身体的其他部位一样，也会受伤，不同之处在于大脑娇贵得多，一旦受伤，恢复起来比十字韧带撕裂、腹股沟拉伤、甚至椎间盘破裂都要困难得多。

随着马克对大脑的了解越来越多，他不仅担心受伤会对自己的生活造成负面影响，更担心当时还在打夺旗橄榄球的两个幼子。在我们的研究发表之前，他一直梦想着有一个儿子能子承父业，并且比自己的运动生涯更进一步。现在他怀疑当初的决定是否正确，也许起初连夺旗橄榄球都不该打。幸运的是，两个儿子都对追求艺术事业更感兴趣，最终离开了橄榄球运动（现在一个是音乐人，另一个是声学工程师）。

如今，马克对大脑的看法与当初身为橄榄球员时不同。过去，每当脑海里有个声音对他说"你跑得没有对手快""你坐在场外就不能成为职业球员""你需要休息"，他都要和大脑作斗争，告诉自己不要理会这些念头，不要想太多。像许多球员一样，马可已经习惯了埋头打球，对头脑中的想法置之不理。

不过，马克说他现在已经开始关注自己的大脑，因为他意识到认知功能对自己现在的健康和未来的幸福都至关重要。大脑才是他要终生主持的演出，是大脑让他能够在电视节目上流利地说话、让他能够留存记忆、让他能够在尽可能长的时间里与家人保持有意义的关系。

克里斯汀的提示：如果你的子女或孙辈参与有身体撞击的运动，请多了解一些关于大脑的知识，这有助于你更好地对他们未来的运动生涯做出决定。把你从书中了解到的信息告诉配偶和孩子的教练，讨论一下怎么做对孩子的认知健康最为有益。

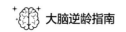

高级思维在何处发生：两个大脑半球的真相

大多数人都知道我们的大脑有两种类型的组织：灰质和白质。但是这些组织实际上起什么作用呢？

灰质因其浅淡的粉灰色而得名，它包含大脑大部分的神经元和处理信息的区域，让你能够思考、推理和记忆。

白质主要由神经纤维构成，这些神经纤维能够让大脑中的神经元彼此有效沟通。白质的名字来源于轴突周围富含脂肪的珍珠色物质，这些物质叫作髓磷脂。如果把一个 20 岁的普通人脑中包裹着髓磷脂的轴突展开，其神经纤维的长度可达约 10 万英里，相当于地球周长的 4 倍有余。

脑由 3 个部分组成：大脑、小脑和脑干。大脑是脑最大的部分，约占脑容量的 80%。它掌管高级认知功能，例如学习、思考、问题解决、语言技能和记忆等。大脑还负责解释来自眼睛、耳朵、皮肤、鼻子和嘴巴的感官信息，控制我们的许多感觉和情绪。

大脑由灰质和白质构成，分为左右两侧，即两个半球：右半球和左半球。左半球控制身体右侧，右半球控制身体左侧。两个半球通过胼胝体相互连接，胼胝体是由 2 亿条神经纤维构成的一束粗大带状物。

我们对两个脑半球的大部分了解来自对接受过胼胝体切断

术的患者的研究。这种手术过去曾施行多年，是为了防止癫痫从一个脑半球传到另一个脑半球。现在胼胝体切断术已经停用了，因为手术意味着切断大脑两侧的通信线路，会造成裂脑综合征，患者虽然在很多方面一如往常，但是不能识别某些物品或回忆常见字词，也无法学习需要单手独立活动的新技能，例如弹钢琴。

有些人认为惯用右手的人由大脑左半球控制，惯用左手的人由右脑控制，但是并无科学依据证实这一说法。不论惯用左手还是右手的人都会同时使用大脑左半球和大脑右半球，不过左撇子和右撇子使用大脑左右半球的方式不同。

大脑左半球主要负责语言、理解、数学和写作技巧。大约97%的人的语言能力都来自大脑左半球，大脑右半球在这方面的贡献很少或几乎没有。大脑左半球包含的神经元也比大脑右半球多。

大脑右半球是我们获得空间定位、视觉与艺术、面部识别以及音乐能力的部位，此外，大脑右半球还掌控情绪和非言语交流。

大脑有4个脑叶。额叶是4个脑叶中最大的，位于大脑的前上部，是大脑执行功能即高级思维的总部。额叶还控制身体的自主活动，即你决定用身体和四肢做什么动作，比如穿过房间或者伸手拿东西。

顶叶位于额叶后面，大脑的后上部，诠释味觉、温度、触觉、压力和疼痛等感官信息。顶叶还助力空间识别、阅读和数学等技能。

颞叶位于耳朵上方，额叶和顶叶下方，帮助处理记忆和声音。

枕叶是四个脑叶中最小的，位于大脑后部，负责协调视觉。

有些研究人员认为还有第5个脑叶，即边缘叶。大脑深处确有一个区域，呈马蹄形，帮助调节本能行为、情绪和记忆。边缘叶属于被科学家称为"边缘系统"的神经系统，边缘系统控制我们对事件和状况的情绪反应、回忆以及饥饿、饱腹感、性唤起等感觉。

除大脑外，脑的另外两个主要部分是小脑和脑干。小脑位于大脑的后下方，是一个错综复杂的球体，由神经元构成。小脑帮助控制运动和平衡、眼睛的移动，以及需要一段时间才能掌握的精细运动技能，比如骑自行车或演奏乐器。虽然小脑仅占脑总体积的10%，但它含有超过50%的脑神经元，是非常宝贵的神经区域。不过，在一些报告病例中，有人能够在没有小脑的情况下继续生存。

脑干位于小脑下方，向下延伸至颈部，它把脑和脊髓连在一起。脑干是脑最古老的部分之一，它控制身体的自主功能，包括呼吸、心率、体温和消化。脑干还调节不自主肌肉运动，例如心脏的跳动和肺部的扩张与放松，此外，脑干还负责处理脑和身体之间传递的数百万条信息。

脑生物学：了解大脑的 6 个区域，掌握神经学基础知识

要读懂本书，你不需要神经科学专业的学位，只需先了解最重要的结构：大脑皮层和边缘系统的构成。

丘脑：位于大脑中部，常被称为前脑其他部分的中枢或中继站。在这里，大脑处理除气味以外的大多数外部感觉信息，并把这些信息传送到大脑其他区域。丘脑尽管只有两个核桃大小，却还负责协助控制痛感、注意力、警觉性和某些类型的认知思维。

下丘脑：这是一个扁桃仁大小的结构，位于丘脑下方，负责连接神经系统与控制激素的内分泌系统。下丘脑调节控制垂体腺中的激素，调节人体的睡眠、血糖、水分代谢、体温等。

海马体：这是大脑掌控记忆、新的脑细胞生成以及认知疾病预防最关键的区域。海马体位于大脑深处，在丘脑和下丘脑下方，其功能包括记忆存储与回忆、学习信息、协调空间导

航。海马体缩小（部分的脑容量减少）是导致认知能力下降的原因之一。

杏仁核：位于海马体附近的杏仁核是大脑最迷人的结构之一，它帮助控制我们的恐惧和快感等情绪。杏仁核引发的恐惧反应可能非常强烈、发自肺腑，所以有些人把它称作大脑的恐惧中心。不过，有时大脑负责理性的其他区域还未经认真思考，杏仁核就对恐惧做出了回应，从而关闭能让我们做出良好决策的神经通路。这种情况称为"杏仁核劫持"，可能导致人们反应过度。

杏仁核的大小很重要：杏仁核越大，人的侵略性越强。研究表明，有精神病倾向的人杏仁核往往比较大，也比较活跃。有些人甚至会接受杏仁核切除术，以降低侵略性，减少恐惧和焦虑。

扣带回：扣带回是一个弯曲的带状结构，位于大脑中部，环绕胼胝体（即分隔左右半球的神经元束）。扣带回分为两部分：前扣带回和后扣带回。扣带回通常被视为参与高级认知功能的大脑区域与边缘系统的情绪中心接合处。总体来说，扣带回帮助调节我们的情绪、动机、决策、记忆、学习和一些自主生理机能。

前额皮质：前额皮质虽然不是大脑边缘系统的一部分，但也是一个重要区域，需要了解。前额叶皮层位于整个大脑皮质前部，是一层有褶皱的薄薄的灰质。它覆盖前脑，使大脑呈现像核桃一样的褶皱外观。在注意力、冲动控制、计划、推理、决策制定和预期行为调整等许多执行功能中，前额皮质起着举足轻重的作用。

意识、下意识和潜意识的秘密

在一本关于大脑意识的书里看到这个部分，你可能会觉得惊讶，有此想法的不止你一人。在 20 世纪的大部分时间里，研究人员认为意识与神经科学几乎毫无关联。直到 20 世纪 90 年代，随着大脑成像技术的进步，神经科学家才开始了解到大脑对意识具有深远的影响，反之亦然。后来又有研究显示，昏迷患者在听到语言提示时，仍有大脑活动做出回应。这表明，即使大脑已经基本丧失知觉，我们的意识仍然在运作，进一步佐证了大脑与意识之间的相互影响。

意识是对我们所感知到的所有思想、情感和记忆存在的觉察，也是我们进行所有理性推理的想法。意识使我们拥有独特的自由意志，实质上，人类之所以不同于地球上的其他生命，正是因为我们具有高级意识。

大多数人错误地认为，我们所有的思想和念头都起源于大脑中的意识。事实上，在我们每天产生的五万到七万个想法当中，只有 10% 源于意识。奥地利神经学家和心理分析学家西格蒙德·弗洛伊德（Sigmund Freud）认为，我们大部分的思维来自头脑中的下意识，这占我们日常想法的 50%~60%，而剩下的 30%~40% 来自潜意识。

下意识有时也被称为前意识，被认为是意识的一个子集，是我们存储当下不需要的记忆、习惯和行为的地方。我们想随机回忆诸如电话号码、昨天的午饭、明天的工作会议时间之类的东西时，可以从下意识当中调取。

潜意识是储存深层记忆的地方，包括无法随意调取的记忆以及持久的情绪、习惯和行为，其中许多东西从我们孩提时代起就被编入大脑程序了。

意识、下意识和潜意识与认知健康有什么关系呢？简单地说，每一个想法、举动、行为都会影响大脑的能力和表现。如果得到正确指导，我们当中的许多人都可以学会更好地控制意识。

伊丽莎白的故事：了解脑电波与意识，生活因此而改变

几年前，我在一家物理治疗中心认识了伊丽莎白

（Elizabeth），她是一位经过认证的催眠治疗师，工作内容主要是运用技术引导患者进入一种类似恍惚的状态，以便让意识平静下来。这样，患者就能够与自己的下意识建立联系，获得更深层次的觉知，以便更好地管理反复出现的负面问题，比如慢性疼痛、焦虑、成瘾、抑郁、担忧和恐惧。

其实，当我们进行幻想或者沉浸于一本好书，以及用惯性动作开车、烹饪、冥想或者锻炼时，都可以进入一种类似恍惚的状态。催眠疗法使催眠师得以触及更深层的脑波状态，帮助引导患者解决深藏于下意识中的问题。

伊丽莎白已经积累了数年的工作经验，但是缺乏与影像相关的大脑生物学知识。我教了伊丽莎白一些关于脑波的知识。脑波就是大脑的神经元相互交流时产生的生物电振荡，各种频率和振幅都有，从高频率、低振幅到低频率、高振幅不一而足，如果知道方法，可以将其调高或调低。调高脑波频率可以生成一种高度觉知的状态，但也会增加焦虑和兴奋程度；而调低脑波频率可以减轻压力并达到更深层次的放松状态。

我觉得如果伊丽莎白理解脑波振荡背后的原理，也许能让患者更容易进入较低的频率，从而使她能够了解患者的潜意识和无意识。这可能还有助于她判断哪些患者对治疗更敏感，以及治疗对催眠没有反应的患者。

我的猜测是正确的：几个月以后，伊丽莎白告诉我，她用学到的新知识调整了治疗方法，在患者身上取得了过去难以想象的突破。

我们的合作还带来了另一个重要成果：伊丽莎白对自己的大脑也有了更多的了解，知道了她的想法对自己的身体、心理和认知健康能产生多么大的影响。通过学习，她意识到每一个想法都会在大脑中产生化学反应，从而影响身体。她开始更加密切地关注从下意识和潜意识中涌到意识当中的想法，从而确保她能控制的想法都是正向的。本书第八章将会深入探讨想法的力量。

虽然这些观点听起来很新奇，但是大脑与身体之间的连接，以及这种连接对我们整体健康与幸福的潜在意义并非牵强附会。正如伊丽莎白所体会到的，即使只是深入了解一点点大脑生物学和认知健康对身体的影响，对我们的整体生活质量都会产生持久的影响。

克里斯汀的提示：了解大脑及其运行方式可以帮助你更好地控制负面想法，并且加深对身心联系的理解。

★某些客户的名字已进行更改以保护隐私。

智力："聪明"的真正含义

不论是阅读还是撰写与大脑有关的任何图书，都免不了要探讨智力与神经科学的深厚渊源，另一个更加重要的议题则是如何提升智力。

简单来说，智力就是推理、解决问题和获取新信息的心智能力之总和，涉及认知、记忆、注意力、语言和规划。难以简单说明的是智力到底起源于大脑何处。如今，大多数研究人员都认同这个观点：智力的产生和维持需要大脑多个区域的协同合作。神经生物学的研究表明，基因对我们的聪明才智有部分影响，但不是全部。另外，基因也能影响大脑掌控更高层次思维的认知区域的体积与效率。

遗传因素对智力确有影响，但是这并不意味着智力是定型的，或是无法随时间而改变的。请记住，大脑的可塑性极强，是可以改变的。这对我们来说，既有好处，也有坏处。研究表明，我们能够以多种方式改变大脑、提高智力，其中最重要的方式也许并不出乎意料，那就是学习新的知识和技能。学习新知有助于加强神经元之间的沟通，改造负责认知思维的区域。

另一个提高智力的重要方法是改变膳食、运动、睡眠和处理压力的方式。研究表明，任何行为上的微小改变都可以让大脑在短短两周内提高效率，还能逐渐提升认知能力。

心态和思维的力量也对整体智力起着重要的作用。例如，有一项研究发现，知道智力可以改变的学生与不了解智力可塑性的学生相比，前者的成绩有更大程度的提高。这意味着知道并且相信大脑可以改变有助于改善认知功能。

关于智商

智商是智力商数的缩写，是心理学家在 20 世纪初期创造的名词，用于评估学业表现和排名。智商分数由一系列的认知测试得出，平均智商得分为 100，分数 90~110 为正常范围，而分数高于 140 的人则被视为天才。据估计，霍金和爱因斯坦的智商得分都高于 160 分。

许多神经科学家和现代心理学家对智商持怀疑态度，认为它只能衡量学业能力，而非与生俱来的智力。有研究表明，只要改变教育水平、家庭环境、工作环境，甚至养育方式，就能提高智商。

大脑的迷人事实和惊人真相

我可能因为对大脑心存偏爱而对其不乏溢美之词，毕竟我一生都在研究这个神奇的器官。毋庸置疑的是，关于大脑，既有使人着迷的事实，也有令人震惊的谣言，就连最害怕神经学的医学学生都会感到惊讶又有趣。

第一个谣言：我们只用了大脑的10%。恰恰相反，100%的大脑都被使用了，即使是在我们休息和睡觉的时候。事实上，大脑在我们入睡之后依然非常活跃，忙于各种重要的事情，比如清理白天产生的废物。

另一个神话：人类拥有地球上最大的大脑。其实，脑容量最大的是抹香鲸，它的大脑体积是人类大脑的5倍。因为脑容量大，抹香鲸比大多数哺乳动物都聪明，研究表明抹香鲸具有优秀的沟通能力。另外，虽然由于抹香鲸体积过于庞大，无法作为研究对象，但是对与它同科的其他海洋哺乳动物的研究表明，它们能够在镜子中认出自己，经过训练甚至还能找到水雷和在海上失踪的军事人员。

如果你是家长，可能听到过这个说法：多让孩子听古典音乐，他就能在幼儿园成为班里最聪明的孩子。我有一个坏消息要告诉这些"贝多芬宝宝"的父母：虽然很多乐曲列表和DVD都声称听古典音乐能够提高婴儿智商，但实际上没这么一回事。

另一个事实：大脑感觉不到疼痛。虽然大脑负责处理与疼痛相关的感官信息，但是它感觉不到疼痛。医生甚至可以在不施行麻醉的情况下对患者进行脑部手术，并且不会造成任何不适。那么，头痛又是怎么回事呢？头痛时你可能会觉得脑子里一跳一跳的，但真正引起头痛的可能是肌肉拉伤、鼻窦问题、血管狭窄和其他并非源自大脑本身的问题。

说到头痛，你体会过快速吃喝冰凉食物时那种大脑冻结的感觉吗？不用担心所谓的"冰激凌头痛"：大口吞下足足一品脱[①]的巧克力饼干口味冰激凌并不会损伤脑细胞（不过，对血糖和胰岛素还是有不良影响的）。"大脑冻结"的感觉是由周围血管突然收缩引起的，有位科学家曾经说过，这种感觉实际上是有益的，因为它提醒你吃冷饮的时候要慢一点，这有利于维持大脑内部的温度。

大脑另外一个有益的适应作用是遗忘。我们的大脑具有丧失记忆的内在机制，以免浪费宝贵的存储空间去记忆无关紧要的细节，妨碍我们记住真正需要的信息。下次你想不起来某人的名字或者钱包放在哪里的时候，不要惊慌，那可能只是大脑的生存策略。

虽然没有所谓"惯用大脑左半球的人"或"惯用大脑右半球的人"这种说法，但是研究表明，大脑的形状确实会影响性格。研究发现，思想更开放、更有好奇心和创造力的人，大脑

---

① 1 品脱 ≈ 0.5 升。——译者注

皮层（即前脑的褶皱外层）比较薄，褶皱也比较多，因而皮层面积更大，使大脑能够容纳更多的神经元。另外，有神经质倾向的人大脑皮层较厚、皮层面积较小、褶皱也较少。

有趣的是，研究表明，和外向的人相比，内向的人前额叶皮层的灰质更大而且更厚。前额叶皮层与抽象思维有关，所以科学家认为之所以有这种结构上的差异，可能是因为内向的人把更多时间用于抽象思维，而不是人际交往，从而导致大脑发生变化。这进一步证明了大脑的可塑性有多强。

可能影响大脑的 7 种常见病症

你越是了解哪些病症会影响认知健康，对这些疾病的恐惧就越少。在本书中，你会学到如何主动预防和抗击其中的很多病症，从而获得更健康、更快乐的大脑。

1. 阿尔茨海默病：据估计，美国有 580 万人身患阿尔茨海默病，65 岁及以上人口的发病率为十分之一，成为美国最常见的神经退行性疾病。随着研究日益进展，学者们认为导致阿尔茨海默病的原因之一是淀粉样蛋白斑块在大脑中的异常沉积，还有一个原因是被称作"涛（tau）蛋白"的纤维束的缠结。阿尔茨海默病的症状包括记忆力减退、难以理解和完成熟悉的任务、判断力下降以及其他行为和社交问题。在患者出现症状之前的几十年，通过脑部扫描就可以发现一些迹象。

2. **帕金森病**：帕金森病是美国第二大神经退行性疾病，患者人数约为 150 万。该病可导致肌肉僵硬、颤抖和行动困难。研究人员无法确定帕金森病的原因，不过基因变化、环境因素（如接触化学品）和头部创伤都可能是诱因。除了上述症状，患者还有姿势、书写和言语方面的问题。

3. **痴呆**：痴呆本身并非一种疾病，这是一个泛称，指记忆力、理性思维能力和社交能力等认知功能的显著下降。阿尔茨海默病是最常见的痴呆，占痴呆病例的 60%~70%。帕金森病患者随着疾病的进展也有患上痴呆的风险。据估计，在 55 岁以上的人群当中，痴呆的发病率在女性当中为六分之一，在男性当中为十分之一。

4. **轻度创伤性脑损伤（脑震荡）**：过去几十年，由于在接触性运动中发生脑震荡的病例增多，轻度创伤性脑损伤已成为运动员之间的主要话题。轻度创伤性脑损伤是指人的头部遭受撞击并且失去意识不超过 30 分钟，如果超过 30 分钟，则被判定为创伤性脑损伤。据估计，美国每年在体育赛事和其他娱乐活动中发生脑震荡的次数介于 160 万~380 万。脑震荡的症状通常比较轻微，包括记忆力减退、疲劳、头痛、视力障碍和情绪变化。如果长期重复承受过多次数的亚脑震荡性撞击或脑震荡，就会患上慢性创伤性脑病（即 CTE），这是一种退行性脑病，多发于橄榄球运动员和退伍军人。

5. 焦虑：焦虑是美国最常见的心理健康问题，每年在 18 岁及以上的美国人口当中有 4000 万人受此影响。心理健康与大脑之间有什么关系呢？以焦虑为例，研究人员认为其病因源于大脑，是过度刺激某些神经通路和杏仁核等区域导致的。焦虑的精神症状包括担忧、紧张、心神不宁、不安，以及疲劳、易怒、肌肉紧张和睡眠问题等。

6. 抑郁症：与焦虑类似，抑郁症也是源于大脑的生物学问题。化学物质失衡可能导致抑郁症，但抑郁症的成因不能简单归结于神经递质水平的变化。大脑中发生着数百万种不同的化学反应，而化学变化并不是导致抑郁症的唯一因素，海马体等区域的变化也可能起到关键作用。此外，抑郁症还可能受到基因、工作、睡眠模式和处方药等因素的影响。根据美国国家卫生研究院的数据，美国有超过 1700 万人经历过至少一次重度抑郁发作。美国疾病控制和预防中心也估计，在任何一个为期两周的时间段内，都有大约占美国总人口 8% 的人受到抑郁困扰。

7. 中风：与创伤性脑损伤类似，中风也可能导致显著的神经退行性病变。中风发生的原因是流向大脑的血液受阻，切断了对脑细胞来说至关重要的氧和营养供应，从而导致神经元迅速死亡，引发一系列身体和认知问题。即发症状包括突然瘫痪（通常只发生于身体一侧）、言语与理解困难、视力障碍和全身肌肉无力。中风会导致记忆丧失、认知思维能力受损和永久性脑损伤。每年有近80万美国人中风，也就是说，每40秒就有一个美国人中风。

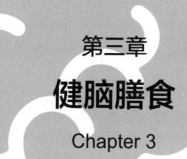

第三章

健脑膳食

Chapter 3

我们在阿门诊所启动对美国橄榄球联盟运动员的研究时，刚刚招募了十五名球员，就发现他们大脑受损的情况比我们预想的还要严重。鉴于大多数球员超重或肥胖，当务之急是鼓励他们减肥，因为体内脂肪过多会严重影响大脑功能。

　　不过，当诊所的创始人丹尼尔·阿门（Daniel Amen）博士决定由我负责球员减肥小组时，我还是非常意外，心想：我是神经科学家，又不是健身专家吉利安·麦克尔斯（Jillian Michaels），这些人可都是职业运动员！他们早就知道应该怎么吃、怎么锻炼，也了解如何让自己的身体达到适合比赛的状况。

　　由于大多数球员分散居住在美国各地，我选取每个人都方便参加的时间，每两个月举行一次线上会议。我做了PPT演示文稿，教他们如何吃东西，为大脑提供营养。令我惊讶的是，他们带着问题有备而来，想要更深入地了解正确的食物选择是如何对大脑健康产生积极影响的。减肥小组持续了一年多，在其建立之后不久，这个小组就成了一个联系紧密的团体，组员们分享了自己饮食过量的经历、对食物的渴望以及控制饮食的体验。他们很快就对我产生了信任，给我取了"K 教练"这个绰号。

在课程中，我告诉他们哪些食物对大脑最有益处、人造甜味剂的危害、如何看食物标签、为什么要吃有机食品、如何多摄入欧米伽–3 脂肪酸、地中海饮食怎么吃才正确、如何吃低升糖指数的饮食以及为什么要这么吃。我制订了种类多样的膳食计划，其中包括地中海饮食和低升糖指数饮食，还为不爱做饭的人设计了一套方案，告诉他们可以选用一家全国连锁超市的食品，这家超市专卖有机、非转基因的预制食品。我还给他们看了我父亲的购物车的照片，购物车里面装满了健脑食品。如果一个身体颤抖的 70 岁老人都能受到启发，愿意购买和食用益于大脑健康的食品，那么他们也可以做到。当每节课结束时，我都提供一个食谱，会包括数种对大脑有益的食物。

我很喜欢在加州大学洛杉矶分校教授本科课程，没想到自己也非常喜欢给运动员们当老师，指导他们通过选择更好的生活方式来关照大脑健康。整个过程之所以如此愉快，原因之一是球员们特别好教。他们一直以来习惯了接受指导，而且能够主动配合，所以他们的改变才会如此成功。他们积极遵循指导、采取行动，彻底改变了过去的饮食习惯。

随着时间的推移，这个团体成了一个运动员大家庭，成员们有一个共同的目标：让大脑更加健康。减肥小组的巨大成功促使我为诊所的患者也开办了类似课程。很多球员都想继续参加这个课程，有些人也确实持续参加了很多年，我因此能够继续成为他们认知健康之旅中亲密而活跃的同伴。

在整个课程中，大脑健康始终是首要目标，而减肥是有益的副产品。每个人都想减肥，所以积极性很高，也有许多人不敢相信，以增进认知健康为目标的饮食计划还能减脂。

我可以很自豪地说，每个想减肥的人都做到了。他们减掉的体重有多有少：有些人减了 30 磅，有的人则减掉了 80 磅之多。不管怎样，开设这个课程的目的不止于减肥，更重要的是养成和巩固伴随一生的健脑习惯。

以下列出的"健脑膳食"共有 7 步，体现了我指导美国橄榄球联盟减肥小组的基本原则。这个七步规划鼓励你对日常饮食进行细微、渐进的改变来保养大脑，其主要目标是让大脑更加健康，不过，如果你想减肥的话，也是没问题的。

我建议你仔细阅读每一步，即便你觉得自己的膳食已经符合标准，因为有些具体建议你可能并不了解。在下文，我会具体说明每天每组食物的摄入量是多少，什么时候可以喝酒，以及如何根据个人需求来调整膳食计划。

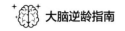

第一步：只需替换食物，就可拯救大脑

在当今这个追求便利的时代，预包装食品随处可见。美国人每天摄入的热量有近60%来自加工食品，也就是即食的包装食品，这些食品的主要原料是实验室制造的合成成分，而不是农产品。加工食品包括薯片、饼干、早餐麦片、冷冻食品、苏打水及无糖苏打水、糖果、番茄酱、各种沙拉酱、意大利面、面包、水果酸奶、熟食肉类，以及商店货架上的绝大多数物品。

加工食品到底有什么不好？简而言之，它们一无是处。它们含有过多的热量、糖类、不健康的脂肪和有害的化学物质。与此同时，它们也缺乏能够让大脑有效运行，甚至仅仅是存活下来所需的营养成分。

在与患者接触的过程中，我发现很多人误以为自己的血糖水平相对较低，他们说自己几乎不吃糖也不喝汽水，只是偶尔放纵一下，吃些甜点。但是糖类物质几乎存在于我们吃的所有食物之中，不仅存在于汽水、果汁、曲奇饼干、果酱、蛋糕和糖果等这些典型食品中，还存在于冰沙、蛋白棒、酸奶、早餐麦片、面包、薄脆饼干、番茄酱、沙拉酱、商店购买的酱汁、运动饮料和咖啡饮料中。即便是有机、纯素、低脂或无麸质的食物，含糖量也可能很高。糖的使用极其普遍，美国人每天平均摄入大约 17 茶匙的糖，这比饮食指南建议的总量要多出 10 茶匙。

加工食品不仅是糖炸弹，还含有大量食品添加剂，如防腐剂、乳化剂、合成色素、氢化脂肪、人造甜味剂、人造调味剂、味精和一些已知的致癌物，如丙烯酰胺。这些食品添加剂可以让食物吃起来更美味、看起来更诱人，而且在商店货架上能保存几个月甚至几年。

然而食品添加剂不是食品。研究表明，这些化学物质会增加患癌症、心脏病、糖尿病和几乎所有其他慢性疾病的风险，以及过早死亡的总体发生率。在大脑中，这些化学物质会阻碍记忆力和注意力，限制血液流向大脑，并且增加神经认知能力退化与患病的风险。

人们很容易避免吃加工食品：只吃全食就可以了。"全食"指的是食品生产工业化之前人们吃的东西，也就是直接来自田间或农场、几乎未经添加或改造的食物。

虽然"全食"一词近年来已经成为陈词滥调，我们还是应该了解全食是什么，以及全食对认知健康为何至关重要。简而言之，全食包含大脑和身体正常运转所需的多糖、脂肪、蛋白质、膳食纤维、维生素、矿物质、抗氧化剂和其他营养物质。我们每次摄入全食的时候，就像是在服用功效最强的复合维生素。另外，全食还不含额外的糖和食品添加剂。

即使你仅仅是用全食换掉加工食物，其他什么都不做，也能促进大脑血液循环、生成新的神经元、减少炎症的发生，更不用说还会带来很多其他健康方面的益处。

第二步：多吃脂肪，但是只吃正确的脂肪

我们的大脑有 60% 是脂肪，这就意味着膳食中的脂肪对认知功能起着举足轻重的作用。无论是神经元细胞膜的生成，还是细胞的正常运转，都需要脂肪或脂质。脂肪还是构成大脑髓鞘的成分，髓鞘包围神经纤维，使神经元能够快速高效地传递信息。摄取脂肪对优化脑循环、促进神经发生以及几乎所有负责高级思维的结构和功能都十分重要。膳食脂肪摄取不足会增加神经退行性病变的风险，也会增加患上阿尔茨海默病与帕金森病的可能性。

· 人人都需要多摄入的一种脂肪

然而，并非所有类型的脂肪都对大脑有益。大脑最需要的那类脂肪正是我们摄入最少的，那就是必需脂肪酸。尤其是主要存在于鱼类和海鲜中的那一种必需脂肪酸，对大脑发挥最佳

功能至关重要。

我们的身体不能制造必需脂肪酸，必须从食物或补充剂中获取。美国医学研究所食品与营养委员会尚未规定欧米伽 –3 脂肪酸 EPA（即二十碳五烯酸）或 DHA（即二十二碳六烯酸）的推荐摄入量，但是美国心脏协会建议人们每周至少食用两次鱼肉，每次 3.5 盎司①，以补充体内的 EPA 和 DHA。这个建议非常重要，因为据相关部门估计，有超过 90% 的美国人并未通过食用海鲜摄取足够多的来自海洋的欧米伽 –3 脂肪酸。

欧米伽 –3 脂肪酸共有三种类型：第一种是 α – 亚麻酸（ALA），存在于坚果、菜籽油、亚麻籽和其他植物性食物中；第二种是 EPA；第三种是 DHA，来源是鱼和其他海鲜。尽管增加任何一种欧米伽 –3 脂肪酸的摄入量都可以增进大脑功能，但是其中最重要的必需脂肪酸是 DHA。

大脑中 90% 的脂肪酸都是 DHA，DHA 对几乎所有认知功能都是不可或缺的，包括神经元的存活和生长、神经的可塑性、突触的传输、脑部血液循环和细胞膜的完整，它们构成了记忆力、注意力、解决问题能力和信息处理能力的基础。

在美国大众的饮食中，ALA 的含量较为丰富，因为它存在于我们常吃的许多植物中，比如坚果和豆类。身体可以将我们

---

① 1 盎司约合 28.349 克，29.57 毫升。——译者注

摄入的一些 ALA 转化为 DHA，但是只有大约 15% 的 ALA 可以同时转化为 DHA 和 EPA。要想改善大脑健康状况，我们需要食用含有 DHA 的食物。请记住，我们的身体不能产生大量 DHA，以下方法可以让我们摄取更多这种必需脂肪酸，从而改善大脑健康状况。

1. **拥抱海洋。**DHA 含量最高的食物是鲑鱼、金枪鱼、鳟鱼、贻贝、鲱鱼、鲭鱼、沙丁鱼等海鲜。一般来说，脂肪丰富的冷水鱼类欧米伽-3 脂肪酸的总体含量比鲈鱼、罗非鱼和鳕鱼等的高，而且每周只须吃一到两次这类鱼肉就可以提高 DHA 的摄入量。

2. **不是所有的鱼都是腥的。**如果你不喜欢海鲜的"腥味"，可以试试比目鱼、黑线鳕、鲶鱼、鳟鱼和北极红点鲑鱼。鱼跟鸡肉很像，尤其是鳕鱼等品种能吸收你用的任何调味料或酱汁。尝试一下不同的烹饪方法，比如墨西哥鱼肉饼、鱼汉堡、裹有燕麦的烤鱼肉棒和贝类制成的汤。

3. **如何挑选海鲜。**野生和养殖的海鲜都可能含有对大脑有害的多氯联苯和汞等毒素，应该尽量减少接触这些有潜在危害的化学物质。在市场采买或在餐厅点菜之前，看一下美国加利福尼亚州蒙特利湾水族馆的海鲜选购应用程序或其网站，上面可以查到一些鱼类的安全状况。这个应用和网站给海鲜打分的依据不仅包括健康指数，还包括可持续性。

4. **学会爱上两种海洋植物**。想要增加 DHA 的摄入量，除海鲜和补充剂之外还有一个选择，那就是藻类，特别是海藻和螺旋藻（一种蓝藻）。这两种藻类都含有 DHA 这种难以获得的欧米伽 –3 脂肪酸，虽然含量较低。除此之外，它们还含有高浓度的微量营养元素。我们将在第五章对螺旋藻及其获取方法进行更详细的说明。

5. **多摄入 ALA**。海鲜的 DHA 含量最高，不过人体也可以将一些 ALA 转化为 DHA 和 EPA。要想让这种转换给身体带来最大的好处，就选择富含 ALA 的食物，比如奇亚籽、大麻籽、亚麻籽、核桃、毛豆和四季豆。一些植物油也富含 ALA，如亚麻籽油、核桃油、麻油和奇亚籽油。

6. **谨慎选择补充剂**。由于美国人欧米伽 –3 脂肪酸的摄入量较低，商店货架上的许多产品都添加了 DHA 和 EPA，包括早餐麦片、橙汁、能量棒、沙拉酱，甚至烘焙食品等，但是这些食物中有许多种都经过高度加工，精制糖类等化学物质的含量超过了 DHA。

· 饱和脂肪和胆固醇的真相：该吃什么，不该吃什么

许多人认为，饱和脂肪和膳食胆固醇会造成健康危害，果真如此吗？在过去十年间，营养学界对此展开了激烈的辩论。

大脑像身体的其他部分一样，需要饱和脂肪和胆固醇才能处于最佳状态。饱和脂肪对于细胞膜的生成至关重要，而胆固醇除了助力身体的其他功能，还有利于生成对于认知健康来说不可或缺的激素。

有些人错误地认为我们应该多吃培根、牛排、鸡蛋和奶酪，其实这些并不是对大脑健康最有益处的食物。几乎所有大型的长期研究都显示，摄入过多的饱和脂肪和不健康的低密度脂蛋白胆固醇会对大脑产生灾难性的影响，导致炎症、记忆障碍和情绪障碍，并且增加患阿尔茨海默病和其他疾病的风险。（有关低密度脂蛋白胆固醇的更多信息，请见第十章。）

要维护大脑健康，我们还是需要饱和脂肪和胆固醇的，我推荐椰子和椰子油，两者的饱和脂肪含量都很高，椰子油含有大约 90% 的饱和脂肪，是猪油中饱和脂肪含量的两倍以上，但是椰子油的饱和脂肪不同于动物的肉、蛋、奶制品和加工食品中的饱和脂肪。

椰子的饱和脂肪是一种被称为中链甘油三酯的脂肪。在结构上，中链甘油三酯的分子链比动物产品和加工食品中的长链甘油三酯短，因为更短，所以更易被人体吸收，能够更快地转化为大脑和身体所需的燃料。由于这个原因，中链甘油三酯较不容易变成脂肪储藏在体内。研究还表明，中链甘油三酯能够抑制食欲，并且降低不健康的胆固醇。

中链甘油三酯能够在大脑中创造奇迹，它会分解为被称作酮的化合物，当葡萄糖不易获得时，神经元会把酮用作燃料。中链甘油三酯还可以促进脑循环，对抗与年龄相关的神经元发炎。中链甘油三酯对于大脑来说益处很多，研究人员正在探索是否可以利用它治疗阿尔茨海默病和痴呆。

在膳食中加入椰子油很容易，椰子油味道比较平淡，用它替换其他食用油即可。椰子油在高温下不会降解，非常适合炒、烤和其他烹饪方式，它在室温下呈固态，因而也可以替代黄油，用于烘焙食品。

第三步：要吃糖类物质，包括被许多人错误放弃的那一种

大脑需要持续的葡萄糖供应才能发挥最佳功能，葡萄糖的最佳来源就是糖类物质，因为与来自脂肪或蛋白质的葡萄糖相比，来自糖类物质的葡萄糖更容易分解成单糖。

这并不意味着应该多吃面包、意大利面、曲奇和薯片。精制或简单糖类物质对认知健康有害，因为它们通常含有过多糖类，会导致血液中的葡萄糖激增，影响神经元功能，还会使掌管认知功能的大脑关键区域萎缩，从而导致记忆问题、思维困

难，并且增加认知衰退的风险。

最适合大脑的糖类是多糖，例如全谷物、蔬菜、坚果、豆类和水果。与精制或简单糖类相比，这些食物的膳食纤维、维生素、矿物质和抗氧化剂等营养物质的含量更高。尽管多糖同样能分解成单糖，但是它源自天然，分解起来比精制糖类更慢，身体消化多糖的速度也更慢，因为它们的分子链更长，能够让你更有饱腹感，是持久的能量来源。

说到多糖，人们对全谷物有很多困惑。面包、麦片、饼干和冷冻食品等许多包装食物都声称含有全谷物，但是这些产品通常还包含精制糖类物质、白砂糖和食品添加剂，在经过加工的"全谷物"食品当中，膳食纤维和健康脂肪的含量都比较低。

那么，应该吃哪些全谷物呢？健康全谷物包括糙米、野生稻米、全燕麦、藜麦、苋籽、法罗麦、荞麦、大麦和小米。它们的升糖指数都比较低（升糖指数是一个指标，用 0~100 的数字代表某食物对血糖的影响，0 表示没有影响，100 代表纯葡萄糖，表示它会使血糖急剧攀升）。

一些现代饮食潮流主张不吃全谷物，而应该采用"原始人饮食"①和"生酮饮食"②。但是如果你想增强大脑功能，我不建议

---

① 指模仿原始人的饮食，主要包括肉鱼和新鲜蔬菜水果，几乎不含谷物。——译者注
② 指糖类含量低、蛋白质含量适中、脂肪含量高的饮食。——译者注

这么做。虽然水果和蔬菜也含有我们大脑所需的葡萄糖，但是来自全谷物的葡萄糖是最浓缩的，而且全谷物消化更慢，能够稳定地供应糖类。

全谷物还富含膳食纤维、维生素 B 和 E 以及其他对认知功能至关重要的营养成分。全谷物当中的养分有助于生成神经递质，包括让人心情愉快的化学物质——5- 羟色胺（这是人们在食用多糖后感到愉悦的一个原因）。

研究还表明，吃全谷物比较多的人出现与年龄相关的认知能力下降的风险较低。同时，吃全谷物较少的人更易发生比较严重的认知问题和疾病。

超市购物清单：12 种健脑全谷物

· 全燕麦

· 藜麦

· 糙米

· 野生稻米

· 小米

· 法罗麦

· 苋籽

· 布格麦

- 荞麦

- 黑麦

- 斯佩尔特小麦

- 大麦

第四步：这类食物应该占饮食的大部分

如果你想要健康、聪明、苗条，就应该遵循膳食记者迈克尔·波伦（Michael Pollon）的黄金法则，主要吃植物类的食物。以植物类食物为主的人患上与年龄相关的疾病的风险较小，这些疾病包括认知能力衰退、心理健康问题和神经退行性疾病，还有心脏病、肥胖、中风、癌症、糖尿病、关节炎等几乎所有其他慢性病。在以植物为主要饮食的国家，人们的身材在全世界来说也是最苗条的。

摄入以植物为基础的膳食就是要食用从地里长出来的食物，比如绿叶蔬菜、水果和其他蔬菜、豆科植物、坚果和种子以及全谷物。在热量相同的情况下，植物，尤其是深色绿叶蔬菜，比其他任何食物都含有更多的维生素、矿物质、抗氧化剂、植物营养素和其他化合物。我们的大脑需要这些微量营养元素才能发挥最佳功能，而大多数美国人摄入植物类食物不足。

事实上，根据美国疾病预防与控制中心的数据，只有十分之一的美国人能摄入足以维持健康的水果和蔬菜。以下六种植物性食物能让你拥有更聪明、更健康的大脑：

1. **深绿色蔬菜**：羽衣甘蓝、菠菜、西蓝花、瑞士甜菜、甘蓝、芝麻菜、卷心菜、豆瓣菜、芥菜、白菜、罗马生菜、生菜、混合生菜、苦苣菜、菊苣、混合绿叶菜、球花甘蓝。

为什么要吃这些食物：如果你今天只吃一种蔬菜，那就选深绿色的。与其他任何一种植物相比，含有同样热量的深绿色蔬菜含有的维生素、矿物质、抗氧化剂和植物营养素都更多。它们还富含镁，而镁是对认知功能至关重要的一种矿物质。另外，深绿色蔬菜还含有维生素 K、维生素 C、维生素 E、叶黄素、叶酸和 β–胡萝卜素，这些营养物质对于改善情绪、提升大脑灵敏度、防止认知功能衰退都是必不可少的。深绿色蔬菜也是硫代葡萄糖苷和叶绿素的少数来源之一。硫代葡萄糖苷是一种有益健康的化合物，可以对抗大脑的氧化应激，叶绿素是一种绿色植物色素，有助于增加血液含氧量和净化血液。研究表明，每天食用多份深绿色蔬菜可以对抗神经退行性衰老和退化，并且改善大脑功能和表现。

2. **其他蔬菜**：花椰菜、蘑菇、朝鲜蓟、球芽甘蓝、青椒、芦笋、牛油果、豆芽、茄子、黄瓜、洋葱、西葫芦、苜蓿芽、大蒜。

为什么要吃这些食物：蔬菜就算不呈现深绿色，也富含对大脑有益的成分。例如，菜花、萝卜和球芽甘蓝与西蓝花和羽衣甘蓝一样，含有抗氧化的化合物。芦笋和球芽甘蓝富含叶酸，而我们的大脑需要叶酸才能让神经元发挥作用、减少压力、调节情绪、预防疾病。事实上，上面列出的每一种蔬菜都能保护神经、抵抗疾病、改善情绪。

3. 橙色、黄色和红色蔬菜：橡子南瓜、胡萝卜、红辣椒、红薯、橙椒、萝卜、红卷心菜、黄椒、冬南瓜、南瓜、甜菜。

为什么要吃这些食物：如果你想促进大脑健康，每天至少要吃一份橙色、红色或黄色蔬菜。这些色彩鲜艳的蔬菜含有高浓度的维生素 A、维生素 B、维生素 C 以及 β－胡萝卜素和钾，所有这些成分对增强认知功能、减轻压力、对抗神经元老化、降低神经退行性疾病和衰退风险都至关重要。

对大脑来说，红薯和胡萝卜等色彩缤纷的淀粉类蔬菜是糖类的健康来源。特别是红薯，它含有维生素 E，可以促进神经再生，有助于预防阿尔茨海默病和帕金森病等认知疾病。此外，红薯像全谷物一样，也能促进大脑分泌有助于改善情绪的5－羟色胺。

4. 水果：苹果、蓝莓、草莓、树莓、梨、橙子、葡萄柚、甜瓜、黑莓、石榴、柠檬、葡萄、西瓜、杏、桃子、李子、菠萝、香蕉、油桃、樱桃、蔓越莓、猕猴桃、橘子。

为什么要吃这些食物：一些流行一时的膳食方案都把水果排除在外，因为担心糖类含量过高，然而许多研究表明，吃水果较多的人身体和大脑都更健康。水果确实含有糖类，但它是以果糖的形式天然存在，并非添加了额外的或人造的甜味剂。水果还富含抗氧化剂，可以减少氧化应激和与认知相关的炎症。浆果含有抗氧化剂和一种叫作类黄酮的植物色素，可以提高记忆力。蓝莓可能是最好的健脑食品之一，这要归功于其具有的刺激神经发生的功效。此外，柑橘类水果富含维生素 C 和其他微量元素，可以预防年龄导致的退化。

5. **豆类**：黑豆、芸豆、鹰嘴豆、扁豆、黄豆、毛豆、利马豆、菜豆、黑眼豆、白腰豆、绿豆。

为什么要吃这些食物：豆类是心理健康保卫战当中的无名英雄。豆类富含蛋白质和膳食纤维，却不含肉类和乳制品中常见毒素。豆类还含有大量的叶酸和 B 族维生素，这两类物质对于优化大脑功能十分重要。B 族维生素还有另外一个重要作用，那就是把能够改善情绪的神经递质——5-羟色胺维持在健康的水平。由于 B 族维生素是水溶性的，在体内无法储存，所以我们需要每天通过食物摄入。大豆、毛豆和其他豆类还含有被称为多酚的抗氧化剂，可以帮助预防痴呆。豆类与全谷物和蔬菜一样，也是低升糖指数的多糖，可以为大脑稳定地提供健康的糖类。

6. 坚果和种子：核桃、巴旦木、腰果、巴西坚果、葵花籽、开心果、山核桃、南瓜子、夏威夷果、榛子、奇亚籽、松子、花生。

为什么要吃这些食物：最近，一项中国的研究成了头条消息，研究人员说老年人只要每天吃两茶匙坚果，认知功能就能提升高达60%。这是因为坚果和种子富含维生素E，尤其是葵花籽、巴旦木和榛子，有助于对抗氧化应激、保护神经元，并且降低阿尔茨海默病的风险。

坚果和种子还含有其他微量营养素和健康的脂肪，可以降低炎症风险、减少低密度脂蛋白胆固醇、改善脑循环。甚至有研究表明，经常食用坚果可以增强大脑中与认知、学习、记忆和康复相关的脑波频率。一些坚果和种子还富含ALA，比如核桃、奇亚籽、大麻和亚麻籽。核桃更是有益大脑健康的超级食物，研究表明它可以改善神经元信息传递、保护和增强记忆力、减少炎症、刺激神经发生。

如何吃果蔬才能对身体更好

购买有机食品：尽可能吃有机食品，尤其是水果和蔬菜。

依照传统方式种植的农产品含有有害的杀虫剂，这些毒素会对大脑造成伤害，导致脑雾、记忆丧失、体重增加、高血糖和高胆固醇。吃有机食品确保你不会吃到可能有神经毒性的转基因成分。

吃生的：高温会导致酶和维生素B、维生素C等营养物质被破坏。可能的话，就生吃蔬菜和水果，这样可以最大量地摄入活性酶和微量营养素。

第五步：优先摄入植物蛋白，谨慎选择动物产品

在过去十年中，针对植物性膳食的研究数量大幅增加，关于其健康益处的证据也同步增加。此类研究主要对比了植物性膳食与杂食性膳食对身体的影响，研究结果对肉食爱好者来说不大乐观。研究人员发现食用动物产品的危害数不胜数，包括增加患慢性疾病的风险、体重增加、低能量、脑雾、情绪障碍等。一项研究甚至发现，仅把膳食中3%的动物蛋白质换成植物蛋白质，死亡率就会显著降低。

那么，肉类、蛋类和奶制品为何会带来健康风险呢？研究

人员指出，肉类、奶酪、油炸食品和烟草制品都含有亚硝胺等有害成分，这些化合物会导致癌症。

研究表明，亚硝胺在加工食品中也大量存在，这会增加神经退行性疾病的风险，尤其是阿尔茨海默病。

动物肉类还富含血红素铁，虽然这种营养物质对贫血的人有好处，但是摄入太多会在脑部堆积，引起氧化应激。阿尔茨海默病、帕金森病和其他神经退行性疾病患者体内的血红素铁数值较高。而全谷物、蔬菜、豆类、坚果和水果中所含的是非血红素铁，它的作用相反，可以减少氧化应激。

另外，越来越多的证据表明，食用动物蛋白会增加大脑的系统性炎症风险。一个可能的原因是肉类含有导致炎症的化学物质，烹煮时这些物质还会成倍增加。

动物产品还含有大量饱和脂肪，这些脂肪以长链甘油三酯的形式存在。由于生酮膳食和原始人膳食的流行，饱和脂肪再度获得青睐，但是有研究表明长链甘油三酯对大脑健康有害，可能导致记忆力减退、大脑功能不佳和其他认知功能问题。

动物乳制品既含有饱和脂肪，也含有糖类，这对大脑来说是双重打击。虽然乳制品中的糖类是天然的，但我们很少单独食用奶酪、酸奶、牛奶、黄油或奶油，往往会搭配精制谷物（如牛奶加麦片、奶酪配饼干、面包抹黄油），更多的糖（如含糖酸奶、冰激凌、牛奶咖啡饮料），或者把它们制成加工食品

（如比萨饼和意大利面中的奶酪，饼干和蛋糕中的黄油）。

我们的身体不容易消化乳糖，乳糖会增加炎症和消化问题，干扰肠道与大脑之间的连接（更多信息请参见第六步）。牛奶当中的酪蛋白还会促使身体分泌过多黏液，我小时候生病时喜欢喝热可可，但是喝了之后并没有觉得舒服一些，这就是原因之一。此外，用于牛奶灭菌的巴氏灭菌法还会降低维生素、矿物质和其他有益健康的化合物的含量。

现代动物肉类和奶制品还含有抗生素、激素、类固醇和杀虫剂等毒素，而这些东西我们的祖先从未摄入过。与加工食品中的食品添加剂类似，动物产品中的毒素也会加速细胞老化、损害认知功能、破坏健康的肠道细菌群，对身体造成很大的伤害。

你不必放弃所有动物产品，但我建议大幅度降低摄入量，每天不要超过一份肉类或奶制品，并且尽可能购买有机食品。"有机"标签确保动物只吃有机、非转基因的草料或谷物，从而减少我们摄入抗生素和激素的量。

我建议不要喝牛奶，转而尝试流行的植物替代品，比如用椰子、巴旦木、大米、大豆、腰果或燕麦制成的饮品，这些都比牛奶更易消化，而且没有牛奶的潜在健康风险。

如果你不想放弃奶制品，可以试试山羊奶和山羊酸奶。在美国以外的国家，山羊奶制品比牛奶制品更受欢迎。研究表

明，山羊奶比牛奶含有更多的健康脂肪，而且如果你乳糖不
耐受的话，山羊奶对消化系统也更温和。我还喜欢无糖、原
味的有机希腊酸奶，因为它富含蛋白质，而且不含糖和食品添
加剂。

· 植物蛋白的相关知识

植物蛋白比较健康，这不仅是因为对比之下动物产品的危
害较多。多摄入植物蛋白有助于保护大脑并降低血糖和血压，
减少炎症和坏胆固醇。研究表明，世界各地食用植物蛋白最多
的人群寿命更长、生活质量更高、往往更加快乐，而且步入老
年后能够保有更多的行动能力和认知能力。像汤姆·布雷迪
（Tom Brady）和塞雷娜·威廉姆斯（Serena Williams）这样的顶
级运动员都能仅靠植物满足对蛋白质的需求。以下列出五种极
好的植物蛋白来源，并且介绍相关知识：

1. **大豆制品（含整颗大豆）**：包括豆腐、豆豉、毛豆、豆
浆、味噌、整颗大豆、大豆仁。

大豆是一种完全蛋白质，也就是说它包含人体所需的全部
8种必需氨基酸。我们的身体非常善于吸收来自大豆的蛋白质。
半杯豆豉含有约14克蛋白质，在等量的豆腐中，蛋白质含量为
10克，毛豆为9克，豆浆为4克（与牛奶的蛋白质含量相同）。

大豆还富含许多有益大脑健康的营养素，包括 B 族维生素、辅酶 Q10、锌、钙、钾和镁。大豆还含有异黄酮，异黄酮是一种植物化合物，研究表明它可以改善认知功能。异黄酮是天然雌激素，但是它在人体内的作用不同于雌激素，也就是说它不会增加患乳腺癌的风险，大量摄入异黄酮的男性也不会变得女性化。豆豉和味噌等经过发酵的大豆制品还含有对肠道和大脑健康有益的细菌。

虽然大豆本身并没有什么不健康的地方，但吃的时候还是要小心。依照传统方法种植的大豆有 95% 经过基因改造，可能导致神经毒性，选择有机大豆就可以避免这个风险。另外，不要购买商店货架上那几十种经过深度加工的豆制品，包括大豆油、大豆汉堡、大豆人造黄油、大豆奶酪以及含有大豆分离蛋白的蛋白粉和奶昔。

2. **豆类**：包括扁豆、鹰嘴豆、黑豆、芸豆、利马豆、蚕豆、斑豆、白腰豆、青豌豆。

半杯扁豆和菜豆含有至少 8 克蛋白质，半杯青豌豆（就是经常和胡萝卜搭配的那种豌豆）含有约 4 克蛋白质。豆类不是完全蛋白质，这意味着它们不包含全部的 8 种必需氨基酸，但是如果你饮食均衡，佐以全谷物和其他植物，就无须为此担心。豆类还含有膳食纤维，有助于滋养肠道有益细菌、促进脑部血液循环、减轻体重。

3. **全谷物**：包括藜麦、荞麦、燕麦、苋菜、小米、糙米、野生稻、斯佩尔特小麦、黑麦、大麦。

藜麦和苋籽中的蛋白质含量极高，可以看作植物金字塔的顶端。两者都是完全蛋白质，每半杯分别含有 4 克和 5 克蛋白质。

全燕麦和糙米不是完全蛋白质，但是每半杯含有的蛋白质大约为 5 克。与豆类相似，全谷物的膳食纤维含量也很高。

4. **坚果和种子**：包括巴旦木、核桃、腰果、奇亚籽、大麻种子、山核桃、开心果、花生、向日葵种子、南瓜子。

毫不起眼的花生是蛋白质宝库，每盎司花生含有的蛋白质达 7 克之多，相当于大约 28 颗坚果。（严格说来，花生其实是一种豆类植物，但是许多专家在烹饪和营养方面都将其归类为坚果。）在所有坚果中，蛋白质含量第二高的是巴旦木，每盎司巴旦木中含 6 克蛋白质，相当于大约 23 颗坚果。腰果和开心果等其他大多数坚果的蛋白质含量约为每盎司 4 克到 5 克，碧根果和夏威夷果排在最后，每盎司的蛋白质含量分别为 2 克和 3 克。

种子的营养密度（包括蛋白质在内）高于坚果。例如，每盎司大麻种子的蛋白质含量高达 10 克，每盎司南瓜子和亚麻籽的蛋白质含量约为 5 克，奇亚籽约为 4 克。

种子和坚果都富含多种营养成分，包括膳食纤维、维生素

E 和健康的 ALA 脂肪。

5. 蔬菜：包括土豆、西蓝花、蘑菇、菠菜。

在谈到通过饮食增强肌肉力量的时候，很少有人会想到蔬菜。实际上很多植物含有的蛋白质完全可以满足我们的日常需求。例如，一个大烤红薯可以提供 4 克蛋白质，半杯双孢蘑菇含有 4 克蛋白质，一杯西蓝花和半杯菠菜都含有 3 克蛋白质。

第六步：用饮食滋养肠脑轴

肠脑轴是一个言简意赅的术语，指的是一种对大脑健康及其功能产生显著影响的复杂过程，医学界近年来才发现它的存在。肠脑轴是大脑和胃肠道之间信息交流的线路，简而言之，肠道状况会影响大脑的生理、精神和情绪功能，影响神经递质的产生、行为、疼痛调节和压力调节功能。

肠脑轴的基础是身体的微生物，这是由 100 万亿个微生物组成的菌群，包括生存于我们体表和体内的细菌、真菌、原虫和病毒。这个菌群体量巨大，它所包含的基因数量是人类基因组的 100 倍以上，重达 5 磅，是大脑质量的两倍。近年来，医学界发现微生物群可以协助控制一些身体和认知功能，并在心脏病、糖尿病、癌症和阿尔茨海默病与帕金森病等神经退行性疾病的发展中起到一定作用。

我们身体的微生物群由有益细菌和有害细菌组成，两者之间存在非常微妙的平衡。如果有害细菌过多，可能会使整个身体失去平衡，导致体重增加、抑郁、焦虑、高胆固醇、高血糖、疲劳、肠道不适和其他疾病。

确保微生物群平衡的最佳方法是多摄入植物性食品。研究表明，只要吃五天植物性食品，就可以开始使肠道中的细菌多样化，甚至使微生物群的基因发生变化。增加食物的多样性也有帮助，富含膳食纤维的食物格外有益，因为膳食纤维会滋养有利于健康的有益细菌。

不吃加工食品、只吃有机食品也有助于滋养微生物群。原因在于常见的食品添加剂，比如氢化脂肪、乳化剂、人造甜味剂和食用色素等会杀死有益健康的细菌，让有害细菌成倍增长。用于常规动物养殖的杀虫剂、抗生素、激素和类固醇对有益细菌来说也是毁灭性的。

有些食物包含益于健康的细菌，即益生菌。这些食物包括发酵食品，如豆腐、豆豉、生酸菜、泡菜、康普茶（一种发酵茶饮料）、开菲尔（一种发酵乳饮料）以及不加糖的有机纯酸奶。你还可以服用益生菌补充剂，详情请见第五章。

第七步：尝试间歇断食

只要你在过去几年读过任何关于减肥的文章，就有可能看到过"间歇断食"的概念。间歇断食的意思不是连续几天不吃东西，而是在两餐之间断食 12 到 18 小时，通常是在晚餐和第二天的早餐或者午餐之间。

间歇断食并非新奇的时尚，而是以大量研究成果为基础的生活方式的改变，它可以让你更长寿、更健康、更聪明。研究表明，经常间歇断食可以减少体内脂肪、不健康的胆固醇和坏血脂，降低静息心率、血糖和胰岛素水平。

间歇断食之所以有这么大的作用，是因为它会让身体改变代谢途径，从以血糖为燃料变为利用储存的脂肪获得能量，因而会使体重减轻。如果你连续几个小时不吃东西，细胞就会以为它们正在挨饿，于是进入生存模式，开始清除不健康的线粒体，用新的线粒体取而代之。另外，在断食的时候，身体不会产生胰岛素，而是产生更多的生长激素，刺激细胞生长和再生，同时释放去甲肾上腺素，这是一种神经递质，有助于对抗抑郁症和其他情绪障碍。

有研究证明，间歇断食对于大脑也有好处，可以改善记忆力、注意力、学习能力和整体执行功能。间歇断食还可以减少氧化应激以及与认知功能相关的炎症、促进神经发生、增加神经可塑性（即大脑发生改变的能力）。

另外，间歇断食还能让你更加注意饮食。我们许多人吃东西是出于习惯或者因为无聊、心烦意乱、压力过大，而断食会迫使你认真考虑吃什么、何时吃，从而在做出选择时更加用心。

间歇断食的 5 个步骤

1. **从断食 12 小时开始**。不要在第一天就试图断食 16 小时，把目标设为 12 小时，可以在晚上 7 点或 8 点前吃完晚饭，之后不吃零食，一直坚持到第二天早上七八点再次进食。等到适应了断食 12 小时，就可以将断食时间再延长 30 分钟到 1 小时，直到可以轻松适应断食 16 小时。

2. **禁食并不意味着禁水**。要大量摄入水、不含咖啡因的咖啡和不加糖的茶，这样可以保持饱腹感，同时加快新陈代谢和血液循环，让你精力充沛。一定要避免含有热量或糖的饮料，因为喝了这些饮料就不算是断食了。

3. **选择优质食物**。在一天的最后一餐当中，如果糖类的含量很高，而脂肪、蛋白质和其他营养物质的含量很低，就会刺激食欲，则难以坚持断食。因此，晚餐一定要健康，要富含膳食纤维、蛋白质和健康脂肪，这样才能把断食坚持到第二天早上。

4. **提醒自己还会再吃饭的。**开始间歇断食时，感觉饿是正常的，但是不要放弃，要告诉自己：还会再吃饭的。断食几天之后，身体会逐渐适应新的节律，随着时间的推移，你会觉得不那么饿了。而且，饥饿不会造成问题，也没有害处，饥饿意味着你的身体正在努力清除不健康的细胞，对消化系统来说也是一个修复的机会。

5. **间歇断食前请咨询医生。**孕妇、Ⅰ型糖尿病患者、癌症患者、饮食失调的人不应进行间歇断食。开始间歇断食之前一定要咨询医生。

单一饮食的奇迹

无论多么健康的食物，对于消化道来说都是负担。消化水果和蔬菜等多糖可能需要整整 1 小时，消化鱼、大豆和其他豆类等高蛋白食物的时间可达 3 小时。如果你吃的食物种类多、数量大，会给消化道带来更多压力。

基于以上原因，我推崇晚饭单一饮食的观念。单一饮食指的是一餐仅吃一样食物，比如一盘蒸蔬菜或者生蔬菜、一碗新鲜水果、原味燕麦片或烤红薯。单一饮食不能每天晚上都吃，可以每周吃一两次，让消化道休养生息，还可以重新训练味蕾，慢慢习惯享受糖和食品添加剂较少的食物。

知识点综合整理：遵循"健脑膳食"的 最佳方法

无论你现在的营养方案是什么样的，都可以加以改进，从而提升大脑的能力和表现。我的一些患者在与我初次见面时，饮食习惯差得令人难以置信，还斩钉截铁地说他们绝不能吃植物性餐食和全食，然而，当他们完成膳食方案的巨大转变以后，自己都觉得不可思议。你也能够做到，不是毕其功于一役，而是通过学习一些方法，一步步地逐渐改善营养。记住以下四条提示，开始改变膳食吧。

1. **假设自己身处地中海。**"健脑膳食"与流行的地中海饮食类似，都包含大量全谷物、蔬菜、水果、豆类、健康的脂肪、坚果和种子，以及少量海鲜和家禽。地中海饮食是一个很好的起点，但是对于提升认知健康来说，还有更好的选择，那就是"头脑膳食",即 MIND 膳食。MIND 是个首字母缩写,即 Mediterranean-DASH(Dietary Approaches to Stop Hypertension)Intervention for Neurodegenerative Delay——延缓神经退化的地中海与达舒膳食(指预防高血压的膳食,达舒即 DASH)。

头脑膳食于 2015 年开始流行,原因是此前美国拉什大学医学中心的研究人员发现,遵循头脑膳食的人群患阿尔茨海默病的风险可以降低 53%,即使并不严格执行头脑膳食的人患上该病的概率也可以降低 35%。

我最喜欢头脑膳食的一点是它规定了你吃多少份,因而易于遵守。头脑膳食指定每天至少吃两到三份蔬菜,其中包括一份深色的绿叶蔬菜,另外要吃三份全谷物;每周至少吃两份浆果、四份豆类食物、五份坚果和种子(每份一盎司),一份海鲜,两份禽肉。每份的量是美国农业部指导方针当中规定的标准量。

另外,头脑膳食还用橄榄油取代黄油、人造黄油和其他(人工)添加的膳食脂肪,将红肉的摄入量限定在每周少于四份,并且几乎不包含油炸食品、奶酪、精制谷物或者添加糖的食物。

2. 健脑还是减重? 根据需求调整膳食。如果你只关心认知健康,那么"头脑膳食"是一个很好的起点,但是它并非为减轻体重而设计。在接触了橄榄球运动员和其他数百名既想减轻体重又想强健大脑的人之后,我决定修改头脑膳食,帮助他们实现减肥和健脑的双重目标。

健脑膳食倡导每天摄入更多蔬菜、水果、豆类食物以及坚果和种子，这样可以加速减重。我也鼓励用植物蛋白换掉红肉和禽肉，因为这样更有利于长期持续地减肥。健脑膳食还包含椰子油，可以抑制食欲、刺激减脂。

健脑膳食规定每天吃三份绿色蔬菜，包括一种橙色、黄色或红色蔬菜。每天还要吃两份时令水果（浆果对大脑健康最有益处）、一份豆类食物、两份含植物蛋白的食物或海鲜、一份全谷物、一份坚果或种子、三份健康脂肪，如椰子油、橄榄油、亚麻籽油或大麻油。

头脑膳食允许每天喝一杯葡萄酒，但是在"健脑膳食"中没有包含任何酒精饮料，原因如下：首先，酒精饮料是空热量[1]，会导致饮食过量。其次，我看过许多饮酒人士的脑部扫描结果，因此不推荐把酒精饮料加入日常健脑饮食当中。但是，如果你从未有过脑震荡或其他脑损伤，也没有精神或神经问题，每周（不是每天）可以喝一杯或两杯葡萄酒。葡萄酒含有一些有益健康的营养元素，包括抗氧化剂白藜芦醇。

3. **实验、尝试、调整。**要想使健脑膳食见效，必须花点心思让它适合自己。你不必喜欢本章列出的每一种蔬菜或食物，

---

[1] 即除了热量，几乎不含其他营养物质。——译者注

但要保持开放的心态，多多尝试，乐于发现新食物。请记住，同一类别的不同食物可能有明显不同的味道，不要因为讨厌某个食物就拒绝整个类别，可以试试同一类别的其他食物，也可以尝试不同的烹饪方法。

你还可以根据我所建议的每日分量，在一定程度上进行试验和修改。例如，如果你不想每天吃水果，可以多吃一些五颜六色的蔬菜；如果你讨厌豆类，不妨多吃一点坚果和种子，以获得等量的蛋白质和膳食纤维。

4. 从动手记录开始。在采取任何新的膳食方法之前，最好弄清楚当前的饮食在哪些方面有效，又在哪些方面需要调整。在开始"健脑膳食"之前，请花几天时间记录你吃了什么、什么时候吃的、吃了多少。要实事求是，反正除了你自己，你的食物日记不用给别人看。

几天到一周之后，回顾一下自己的饮食，看看你经常吃哪些类别的食物，又有哪些食物被忽略了，一天当中何时最有可能饮食过量，又是何时最有可能想吃甜食或者选择其他不健康的食物。这么做可以帮你搞清楚自己已经养成了哪些好习惯，又有哪些行为模式需要改变。

如果你现在的饮食习惯不是很好，不必不知所措，更不要灰心丧气，只要对膳食稍加调整，你完全可以提升认知能力和整体健康。

保罗的故事：贯彻"健脑膳食"，减掉 100 磅、增强认知控制能力

保罗（Paul）56 岁，是一位会计师，来自加利福尼亚州南部。保罗几年前来找我，因为他觉得自己的压力和焦虑已经失控，体重也因此大幅增加。我们初次见面时，保罗至少超重 100 磅，当他开始讲述自己的经历时，我一下子就明白了他发胖的原因。

保罗已婚，有 4 个孩子，这意味着他面临许多男人都有的压力：要做一个好父亲、好丈夫，为家人提供经济保障。此外，保罗的办公室在好莱坞，每天的通勤时间是单程 3 小时，走的还是 405 号公路，加利福尼亚州最繁忙的高速公路之一。

保罗到了单位之后，所做的第一件事就是享用公司提供的糕点、松饼或其他一些精制糖类物质。他说自己经常会进入自动进食模式，身边有什么就吃什么，只要这些食物能给他带来一些安慰，包括单位餐厅的免费冰激凌和自动售货机里的薯片。午餐时，他经常光顾不限量的自助餐厅，或与客户、同事共进工作午餐，不太在意吃些什么。经过一整天的工作和又一次糟糕的通勤车程之后，保罗会

在与家人吃晚饭之前在麦当劳或塔可钟垫垫肚子。最后，他每晚还要在睡前喝一杯葡萄酒或者马提尼酒。

在疗程刚开始的时候，我问了保罗一个问题，这也是我问所有客户的问题：你对大脑有什么想法或看法？保罗的回答很典型，他说他认为大脑就像任何其他器官一样，所有人的大脑都基本相同，正如我们有相似的肝脏、肾脏和胆囊一样。在他看来，他的大脑与我、他妻子或他办公室同事的大脑没有什么差异。这种想法使他认为我们抵御食物诱惑的意志力是与生俱来的，而那些难以控制饮食的人只是比较软弱罢了，因为他们失去了意志力。

保罗说得没错，在生理上，我们的大脑确实是相似的，但是在认知上，每个人都是独一无二的，我们有各自的遗传基因和生活经历，大家接触毒素的程度不同，跌倒、头部撞击和其他轻度脑损伤的病史也因人而异，这些都决定着我们的精神和情绪功能可否达到最佳状态。

换句话说，保罗以为自己的弱点是对于食物意志不坚定，实际上，这与意志力关系不大，更有可能的原因在于他大脑的某些部分可能没有发挥最佳功能。更糟糕的是，他总吃糖和毒素含量很高的加工食品，导致体重增加，而不健康的加工食品和增重这两个因素又加剧了意志力的下降和糟糕的营养选择之间的恶性循环。不过，保罗的大脑是可以改变的，我知道按下开关，启动转变的时刻到了。

我鼓励保罗做的第一件事就是记录他吃的所有东西，哪怕从袋子里拿起一个薯片，也要让我知道。这样做能够让他准确了解自己吃了哪些类型的食物、吃了多少、何时吃的，漫不经心地吃掉碰巧遇到或看到的食物又有多高的频率。例如，他经常在做饭时无意识地吃零食，通过记录，他才意识到自己坐下来吃晚饭之前已经吃了多少东西。

接下来，我建议保罗远离所有加工或制造的食品，这正是健脑膳食当中的第一步。他从家里清除了诱发自己食欲的两样东西：薯片和面包，并且要求家人在他能够掌控压力和意志力之前，不把这两种东西带回家。

在禁绝加工食品的同时，保罗也几乎戒除了所有添加的糖类物质。他不再饮用无糖汽水，这样就去除了对大脑和腰围有害的人造甜味剂。他喝更多的水来替代无糖汽水，这有助于改善新陈代谢，让他一整天都觉得很饱。

慢慢地，保罗开始在饮食中加入新鲜水果和蔬菜，直到最后将有机产品作为他一天的主要热量来源。他还去掉了黄油等动物脂肪，把肉当作配料而不是主菜。现在，保罗依旧喜欢他最爱的菲力牛排，但只在特别的场合吃一小份，而不是经常吃12盎司的一大份。

后来，保罗还买了一个食物秤，方便计算吃下的每种食物的质量，热量，营养物质（脂肪、糖类和蛋白质）。你不一定要这样做，不过这个秤在初期帮助保罗明白自己到底吃了多少东西。这个食物秤不是限制他行为的负担，而是一个特别有用的工具，让他对食物有更多的了解，在做出选择时更加明智。

保罗喜欢烹饪，发现了无需糖、动物脂肪、不健康脂肪、大量奶油或其他食品添加剂也能让食物更美味的方法。他试验使用香料和调味料，在咸味菜肴中加入大蒜和姜黄，做刀切燕麦、烤红薯和土豆泥时加入肉桂和肉豆蔻①。

在妻子的帮助下，保罗开始每天吃健脑食物，例如核桃、牛油果、蓝莓、草莓和绿色蔬菜。我给他制订了一份可以做到的补充计划，帮助他减轻压力，提升健脑和减肥效果。他还开始每天散步，后来发展到跑步、游泳和格斗健身团体课程。

---

① 刀切燕麦是用钢刀把剥壳的燕麦粒切成小块，麸皮、胚乳和胚芽基本保持完整。——译者注

　　和疗程刚开始的时候相比，保罗瘦了100磅，而且变得更快乐、更健康。通过饮食和其他生活方式的选择，他有效消除了压力和焦虑，全面提升了专注力，思维更清晰，头脑更敏锐。保罗现在身材精瘦，没有健康问题，本来不必再严格遵循"健脑膳食"，但他还是选择这样做，因为他真心喜欢现在所吃的东西，感觉也前所未有的好。

　　克里斯汀的提示：出于压力而进食这种现象是真实存在的，从保罗的故事就能看得出来。我们应该吃正餐而不是零食，不要在办公桌前或者对着电脑、电视吃饭，要细细品尝，慢慢享用。

第四章

强健大脑的运动

Chapter 4

我从小就喜欢运动，体操训练营、网球课统统都去了一遍。7岁时，我一心爱上骑马，父母特地送给我一份惊喜——一匹名叫"拉兹马塔兹"的长着灰色花斑的小马驹。在接下来的10年里，我一头扎进马术的天地，天天待在谷仓里或骑马驰骋，或跨越障碍，我也做一些训练，希望能够在中西部马术表演赛上一较高下。我常常在马上骑到肌肉酸痛、喘气如牛，马儿也大汗淋漓，然后再多骑一会儿。我十分享受骑在马上的每时每刻。

　　随着骑术不断提高，我开始参加马术障碍赛。在那段时期，最能让我振奋的事情莫过于驾驭着我的纯种赛马"莱克星顿"全速越过5英尺①障碍物冲向终点线。飙升的肾上腺素让我深深地迷上了运动，40年来每天坚持不懈。

　　不再参加马术障碍赛之后，我只能通过其他运动来成全

---

① 1英尺 ≈ 0.3米。——译者注

自己争强好胜的心性。于是我开始跑步、去健身房、游泳、打拳、骑自行车、跳绳，还尝试了些别的运动，想看看什么运动能够带来内啡肽飙升的那种快感。从高尔夫、篮球、划船，到普拉提、增强式运动以及冲浪，各种运动我全部都尝试过。到了今天，我依然每天都会做一些运动，如果天气条件允许，更喜欢做些户外运动。当然了，我并不是一根筋，揪着这点不放，如果哪天没运动，我并不会自责不已。

除了竞技体育，跑步是我最喜欢的运动。对我来说，跑步可以一举两得，既能够锻炼身体，又能够在跑步过程中冥想。我会聆听着鸟儿的鸣叫，关注木板步道上的人来人往、汽车的飞驰而过，规划一天的工作和生活。跑步帮助我理顺思路。况且，系上鞋带走出家门简单易行。一小时后归家的时候，我已经蓄势待发，准备好迎接这一天。

如果你不爱动，或者只是偶尔锻炼一下，一周七天一天不落地运动，想想都觉得压力山大，实在过于苛刻。我的运动方式对有些人来说可能十分夸张，但事实并非如此。我很幸运，因为我偏好的运动大多属于竞技类，更具挑战性，不纯粹依靠体力，所以困扰一些人的运动阴影对我来说并不存在。其实这些运动每个人都能参加，找到新的爱好永远都不嫌晚！我保证，只要你练起来，像我一样花时间找到自己身体喜欢的运动方式，就会发自内心地想运动，不再心不甘情不愿地去运动。

我之所以希望大家能够积极运动，原因在于运动是能够实现大脑逆龄的最为有效的方法之一。运动让你更聪明、更敏锐，而且在上了年纪之后，还能够保护认知功能。

运动最大限度增加脑部血流量

进入阿门诊所工作之后，我见到过成百上千的脑部扫描结果，运动的人与不运动的人之间大脑供血状况的巨大差异最让我惊讶。与不运动的人相比，运动的人脑部的血流量实在太太多，因此受到的损伤更少。充足的血流量有助于大脑更快速、更高效地运转，延缓认知衰退。

很多人可能难以理解为什么大脑供血对认知功能如此重要，为什么运动是增加脑部血流量的金钥匙。不妨试想一下：人类大脑里的血管总长约400英里，交织密布在一个仅仅1200立方厘米的狭小空间里。因此，要让血液流入大脑血管网络的深处，心脏必须强劲有力，动脉和静脉必须在血液流经时畅通无阻。增进心血管健康的最好方法就是运动，锻炼心脏，把血管练成顺畅、宽阔、快速的高速公路。研究表明，经常运动的老年人的血管，和年龄只有他们一半的人的没有任何差别，都年轻并且健康。

增加大脑供血不需要去跑一场马拉松。研究发现，老年女性每周步行几次，每次 30 分钟到 50 分钟，3 个月内脑血流量就能增加高达 15%。而即便只有 10 天没怎么运动，脑部血流量就会减少多达 30%。

向脑部输入的血液越多，大脑接收到的氧气、糖类和其他营养物质就越多，你的反应、处理、思考、记忆、学习和注意力都会进一步提升。增加大脑供血还能够扩充脑容量，加强突触连接，帮助制造重要的蛋白质和激素，清除可能导致痴呆的毒素，并生成新的脑细胞。

促进脑循环的最佳运动：研究表明，最有益的运动就是能够在一段时间内提高心率的持续性有氧运动，例如跑步，骑自行车和游泳等。阻力训练增加肌肉量，促进四肢的血液循环，也有可取之处。肌肉越多，身体可以输送血液的地方就越多，动脉血管内壁所承受的压力也由此减轻。已经证实，瑜伽可以降低血压，增加大脑供血。步行也可以增加脑部血流量，当走得快到足以提高心率的时候愈加如此。快走还有另一个好处：脚着地时的撞击力会引发压力波，压力波在动脉中振荡，进一步增加大脑供血。

重新定义运动

无论是侍弄花草，还是徒步远足，甚至料理家务琐事，只要心率提高，或者锻炼到四肢、肺部，身体就得到了锻炼。

有些人认为身体适应运动锻炼是天经地义的事情，可是因为损伤、年龄、慢性疼痛或退行性疾病等种种原因，并不是每个人都能随心所欲地选择运动方式。即使这样，我还是打心底相信每个人能找到适合自己的运动。举个例子，如果不能站或者不能走，打着石膏或者上着支架，可以借助椅子以坐姿做些有氧运动，活动一下胳膊腿。在床上做瑜伽体式、在家里练哑铃，或者以坐姿借助阻力带练肌肉都可以考虑。相关教学视频上网就能找到。请务必在咨询过医生或理疗师之后，再增添新的运动项目。

生成新的脑细胞最迅速有效的方法

如果还有什么认知概念能够让我的客户个个都兴趣盎然，那一定是神经发生，也就是生成新脑细胞的能力。还有谁不想拥有更多的脑细胞呢？我分享一下给他们的回复：如果想要生成新的神经元，提高认知能力和丰富知识，就需要做特定的有氧运动。研究表明，这是刺激神经发生的最有效方法。

　　加利福尼亚州索尔克生物研究所的科学家弗雷德·盖奇（Fred Gage）和萨尔格伦斯卡大学医院的同事主持了一项创新性研究。研究发现，成人之后，在海马体这一对于学习和记忆至关重要的大脑区域内能够生长出新的脑细胞。盖奇博士和他的同事们发现，与没有上转轮的小鼠相比，上转轮的小鼠能够更大程度地刺激海马神经发生，提高神经可塑性，掌握新知识。从研究的角度来看，这意味着体力活动能够催生出新的神经元。

　　从那以后，越来越多的研究发现，有氧运动可以促使大脑中负责记忆和学习的海马区内新生神经元的数量增加到原来的 2 倍，甚至 3 倍。虽然我们无法完全了解运动为何能带来这么大影响，但有一点可以肯定，因为体力活动的刺激，大脑产生脑源性神经营养因子①，这种蛋白质经过证实能够调节神经发生。运动还会促进大脑中的血液释放某些蛋白质，在海马体中形成神经元。

　　促进神经发生的最佳锻炼：改善脑部供血只需要多动一动就能做到，刺激神经生成则不同，必须坚持特定形式的运动才

---

① 即 Brain-derived neurotrophic factor，BDNF。——编者注

行，首选跑步及其他持续性有氧活动。动物研究发现，经过相同时长 6 周到 8 周的实验之后，使用跑步机跑步的大鼠与进行短跑以及进行高强度间歇性运动的同种大鼠相比，大脑中新生神经元数量增长幅度最大。与不运动的对照组相比，只举重的大鼠（即负重攀爬直梯）大脑中神经元的数量增长不明显。

为更聪明、容量更大的大脑而锻炼

一项项的研究表明，在认知测试中，经常运动的人表现胜过"沙发土豆"[①]一筹。但是运动是如何让我们变得更聪明呢？增加大脑供血，刺激神经发生，然而锻炼身体的好处远远不止这些。

定期锻炼有助于增大海马体，脑中的海马体负责记忆和学习。海马体越大，大脑就越能更好地保留记忆并学习新的知识和技能。增大海马体还可以保护大脑，预防抑郁症等情绪障碍以及阿尔茨海默病等神经退行性疾病。

和大脑其他区域相似，海马体随着年龄增长反而缩小，因此，我们随着年龄的增长，时常备受记忆障碍、认知衰退困

---

① 是指什么事都不干，吃过饭就躺在沙发上看电视的人。——编者注

扰。但研究表明，运动可以预防甚至逆转增龄性萎缩。事实上，研究人员认为，运动是为数不多经过验证的也确实能够保持海马体大小及功能不变的有效方法。

锻炼身体还有助于增加大脑中的灰质。灰质对人体有什么积极作用？这种类型的神经组织大多可以全面提高大脑思考、推理以及记忆的综合能力。灰质越厚、越健康就越能够更好地预防阿尔茨海默病和其他神经退行性疾病。做家务、做园艺这类日常活动也能够增加灰质，研究显示，在健身房以外的地方，爱活动的人比不爱动的人大脑灰质更多。

那么白质是什么情况呢？事实证明，体力活动对白质也有奇效，其能够增加神经纤维数量，加强神经纤维之间的联通，而神经纤维占据大脑超过半数的空间。运动锻炼能够增进大脑左右半球之间的互联互通，进而提高创造力、语言能力、记忆提取力、注意力及肌肉的协调性。

增加脑容量、变得更聪明的最佳运动：你没猜错，跑步和步行等持续性有氧运动也同样最有助于增大海马体和其他灰质。近些年来，有多项研究表明，练习瑜伽可以增大海马体，但举重和其他阻力训练是否确实能够促进灰质生长发育，目前还没有定论。

在脑部联通方面，长跑是增加大脑突触数量和种类的最佳方式。在多项研究中，跑步者的脑部扫描结果都显示，负责执行功能与运动控制的两个神经网络之间的互联互通大大加强。这都因为在慢跑或跑步时，大脑被迫同时兼顾多项任务，既要导航指引、应对周边情况、分析路况，还要依次调动肌肉运动技能。

循序渐进，从容应对大脑应激反应

紧张的一天结束之后，如果能够长时间地散步，或者能够在健身房里练得汗流浃背，就会明白恰到好处的运动是多么能够缓解压力、安抚情绪，让人觉得生活更加美好。运动会激发一连串的生理反应，影响交感神经系统。尽管运动会导致应激激素——皮质醇分泌，但运动产生的皮质醇主要为大脑提供能量，并不会削弱认知功能。运动之后，身体产生更多的内啡肽以及多巴胺、5-羟色胺、γ-氨基丁酸、去甲肾上腺素等神经递质，这些物质有助于提升情绪，减轻压力。

假以时日，身体一旦适应了运动，就能更有效地调节皮质醇。研究表明，可以随意活动的动物与不能随意活动的动物相比，"战斗或逃跑"反应程度更轻。

关于运动和压力，有项研究发现让人大跌眼镜：根据研究，如果不锻炼，神经元甚至会改变形状，长出新的分支，导

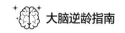

致人们更容易焦虑和紧张。

减轻压力的最佳运动：一切可以带来快乐的举动，都是化解压力好办法。不要管朋友喜欢做什么运动，不要勉强自己去做别人极力推荐而自己却无法乐在其中的运动。逼迫自己做不喜欢的事只会增加压力，这么做反倒抹杀了运动带来的好处。

除了找到自己喜欢的运动，研究表明，无论是在跑步俱乐部、瑜伽课还是在舞蹈课上，组团锻炼比独自活动更能减压。科学家们说，集体锻炼的社会效益及其提供的情感和精神支持，增强了锻炼的减压效果。

瑜伽、太极和普拉提等低强度运动把动作与呼吸结合，可以带来更深层次的宁静与平和。（关于深呼吸的益处，请参阅第七章相关内容。）园艺等非传统运动形式经证实同样能够有效地对抗急性应激。事实上，有一项研究表明，园艺比在室内安静地阅读更加减压。

美国国家橄榄球联盟的故事：得当的运动如何 彻底改造运动员大脑

每当看到人们走出舒适区尝试新事物，总能让我倍受鼓舞。给兰斯·泽诺（Lance Zeno）做治疗时，我就有这种感觉。兰斯之前是克利夫兰布朗队和绿湾包装工队的进攻内锋。从做大学生球员到成为职业选手，兰斯一直以来都在做各种运动，但主要精力都放在练习举重上，并结合着做些轻度的有氧运动。

看过兰斯的脑部扫描结果之后，我就意识到必须得减弱他脑袋里的脑电风暴。此外，他晚上睡不好觉，时常觉得压力太大。和大多数球员一样，总会担心从高中、大学到转为职业球员这么一路打比赛过来，对大脑的认知功能造成了什么样的损伤。我见到兰斯的时候，他正在攻读教育学硕士学位，面临着前所未有的挑战，觉得无比艰难，连记忆中在加州大学洛杉矶分校读本科时的艰苦的学业都是小巫见大巫。

在改变饮食和重新安排每日服用的营养补充剂之外，我还建议兰斯把瑜伽、伸展练习以及冥想纳入他的锻炼方案，于是他开始每周上两节瑜伽课。一开始，兰斯觉得有些吃不消，但是当他开始感到压力减轻、更加专注，并且能够一觉睡到大天亮之后，就乐此不疲了。

在跟踪了他的进度几个月后，兰斯告诉我，瑜伽极大地改善了自己的生理、心理和情绪健康状况，之前做过的运动没有一个能做到这一点。练习瑜伽之后，体力更加充沛，平衡能力更强，关节疼痛减轻，在学习和日常生活中更加敏锐。不仅如此，自从把瑜伽加入锻炼内容之后，他还减掉了 30 磅。

如今，兰斯仍然坚持每周习练瑜伽 2 到 3 次，他还补充说，每次上完瑜伽课之后都会觉得精力更旺盛、精神更集中、更加积极向上，从无例外。他甚至开始在地处洛杉矶郊区的一个青年活动中心向他的帮扶对象——高危青少年教授瑜伽。为了证明瑜伽带来的强大效应，他说起一个少年的故事。这个之前混帮派的少年把能带来快感的瑜伽比作市面能买到的毒品，只不过瑜伽对整个精神面貌的影响是积极的，持续时间也更长。

克里斯汀的提示：尝试新的运动方式，即使它不在舒适区内，或者自以为不会喜欢。有时候，最让人心惊胆战不敢尝试的运动才是自己最需要的。

动一动，换个心态

运动让情绪焕然一新，这不只是因为运动能够减轻压力，它还可以缓解悲伤、焦躁、无聊、不满、自卑甚至抑郁。事实上，经常运动就像抗抑郁处方药一样，能够有效地治疗一些临床抑郁症。有证据表明，运动还可以治疗多动症，其作用类似于处方药利他林和阿达拉尔等，都是通过刺激神经递质让患者更加专注。

如果在有氧运动之后你曾觉得酣畅淋漓，就能理解运动带来的那种妙不可言的美好感受。运动之后产生"跑步亢奋"，大脑因此受到刺激释放出内啡肽以及 5- 羟色胺、多巴胺、去甲肾上腺素，让人觉得更满足、更积极、更平和。运动也会提升脑源性神经营养因子数量，而这种分子同时还负责刺激神经发生，促使人们更快乐和更乐观。研究表明，仅仅运动五分钟之后，自我感觉就有改善。

提振心情的最佳锻炼：但凡是自己喜欢的运动，就是最能够提振情绪的运动。如果喜欢练举重，这里有条好消息：有证据表明，阻力训练和有氧运动一样都能够带给大脑愉悦感。

警告：运动伊始，不要过快、过猛。研究表明，如果刚开始运动就因为节奏快和强度高而喘不上气、说不出话，那么运动提振情绪的效果会被延迟 30 分钟左右。

一旦运动不能解决问题，反而制造问题

运动是对抗慢性压力的最佳方式之一，但锻炼时间过长、

频率过高或者强度过高可能会适得其反。如果已经触及自己的红线，那么长时间或高强度的锻炼会让皮质醇不堪重负。

皮质醇水平不健康的症状表现为失眠、疲劳、肥胖（运动无法减肥）、焦虑和注意力不集中。如果你就是这种情况，去找医生检查一下皮质醇水平。如果你运动过量或者强度过高，可以在运动之外另行寻找一些能够减轻压力的办法，比如冥想和呼吸（详情见第七章）。

户外运动让大脑获益翻倍

在办公室四处闲晃或者在跑步机上漫步，这样的运动方式虽然挺好，但是，如果在看得见树木、田野、湖泊、河流、蓝天绿地的地方运动，既能享受室外的阳光，又能促进维生素D合成，获益则更大。在大自然中做运动被称为"绿色运动"，经证实，与在城市里或近郊做运动相比，前者能够更大程度地能减轻愤怒、焦虑、抑郁、悲伤和压力。脑部扫描结果还显示，常在大自然中运动的人皮质醇水平较低，并且负责负面情绪和思虑的大脑区域活跃程度较低。

弗兰克的故事：散步和跳舞如何解决他的认知问题，并帮助他减重 100 磅

弗兰克（Frank）第一次来诊所看病时，各种问题折磨着他，躁狂症、抑郁症和肥胖等。那个时候，43 岁的他不做任何运动。尽管拥有跑步机、划船机和诺迪克健身器，却统统都被当成挂衣服的衣架，并没有用来运动健身。弗兰克甚至专门买了一本书，书名很有趣，叫《主啊，救救我吧！魔鬼要我长胖》（ *Help Lord——The Devil Wants Me Fat* ），想看看自己是不是能够从中受到鼓舞从而运动起来，但这本大部头每每逗得他大笑，却无法激起他上跑步机的念头。一直以来，他都在为自己缺乏运动开脱，说自己作为分区检查员，上班时就走路，所以在上班的时候就已经把该运动的都运动完了。

听说了他的症状并了解了他的脑回路之后，我建议弗兰克做些持续性有氧运动，不能只在工作时偶尔走一走，持续有氧运动有助于平衡他的情绪，抵消他的狂躁。我建议弗兰克可以尝试去户外走一走，所以为了鼓励他，我们的治疗就从一起在户外走路开始。

从那以后，弗兰克主动开始每周出门走路 2~3 次，最初每次 30 分钟，很快增加到 45 分钟，再然后整整 1 个小

时。开始走时，他背着个腰包，拿着个老古董随身听，靠着音乐激励才能走得更久。他会跟自己玩游戏，看看在播放下一首新歌之前是不是能走到下一个十字路口。最后，弗兰克一走就是3个小时。

弗兰克还开始跳尊巴。尊巴舞蹈班上往往只有他一位男士，老师却很开心，特地安排他站在全班最前面，大家都能看到他的表现，他备受鼓舞跳得更加起劲。意识到自己喜欢舞蹈带来的这种身体上的释放，他后来买了DVD播放器，这样在家里也能跳尊巴。

运动大大地缓解了弗兰克的抑郁和躁狂症状，抑制住他的消极想法，有效地改善了他的情绪，效果之好远远超过这些年尝试过的各种办法。因为长时间走路、上舞蹈课、整理花园，他放下所有的烦恼忧虑。这些，再按照"健脑餐指南"来搭配饮食，弗兰克成功减重100磅，将腰围缩小18英寸[①]。

克里斯汀的提示：找到自己喜欢的运动是让人爱运动并把它发展成终身习惯的关键。弗兰克喜欢上走路和跳舞之后，他的大脑和身体发生了惊人的改变。

---

① 1英寸 ≈ 2.539厘米。——译者注

白天运动，晚上好梦

如果你白天不锻炼，晚上辗转反侧睡不着，出现睡眠问题就不要怪工作压力大。一项又一项的研究表明，运动有助于你更快地入睡，而且睡着后也不容易醒，第二天早上醒来时感觉更加神清气爽、精神焕发。每天只运动 10 分钟就足以提高睡眠的数量和质量。运动还能降低患上各种障碍性疾病的风险，比如失眠、睡眠呼吸暂停和不宁腿综合征等。

改善睡眠的最佳运动：根据美国国家睡眠基金会，几乎所有运动都能提高睡眠质量和数量。虽然大多数研究都是以有氧运动为主，包括步行、跑步和骑自行车等，但对瑜伽的研究已经表明，做瑜伽让人平和、心静，可以有效地帮助人们睡得更熟。

对大脑有益的最佳运动时间

从生理学角度来看，早晨运动好处更多，因为晨练可以重置身体的昼夜节律，也就是睡醒周期。这是因为运动会提高我们的核心体温，示意身体应该清醒了。早晨我们的天然皮质醇水平本来就比较高，而运动会促使身体会分泌出更多的皮质醇，因此醒来之后就运动有助于皮质醇分泌保持同步。而且，如果早晨在户外锻炼，就能接触到阳光，即使阴天也一样，阳光会抑制褪黑素分泌，并刺激身体分泌提振情绪的 5- 羟色胺。正因为如此，身体学会在天黑时开始分泌褪黑素，帮助你更快地入睡。

研究还表明，在上班或上学前锻炼可以提高注意力、大脑的思考能力、创造力以及学习能力。虽说如此，如果你喜欢晚上跑步、下班后上舞蹈课，或者深夜去健身房，那就坚持下去。抛开科学与否不谈，只要特别想动一动，任何时间做运动都是最佳时机。只是要注意一点：所有运动锻炼一定要在睡前至少两个小时之前完成，这样大脑才有充分的时间去清除皮质醇以及其他因运动而分泌的具有提神赋能功效的化学物质。

减肥且鞭策大脑，如何两全其美

有电视或电脑的人都知道运动有助于减肥。虽然好多人还在喋喋不休地争论着什么运动最有利于减肥，科学家已经有定论，动一动身体就能够帮助你减肥。

虽然大脑本身不含脂肪细胞，但是来自身体其他各处的多余脂肪对大脑影响甚深。研究人员目前认为，脂肪细胞释放的有害毒素可以渗透血脑屏障，血脑屏障是分界线，能够将脑血管与大脑组织及细胞分隔开来。如果体内脂肪过多，就可能产生大量毒素。

一旦来自脂肪细胞的毒素进入大脑，毒素就会侵入海马体并干扰其功能，导致控制认知功能的突触失灵出错，出现功能障碍。结果，记忆力受损，学习速度减慢，整体认知能力下降。

我自己和同事进行的研究表明，超重或肥胖的成年人流向前额叶皮层的血流量较低，前额叶皮层这个区域在大脑中负责高级认知思维。在美国国家橄榄球联盟案例中，我们发现超重者流向大脑前额叶和颞叶两个区域的血流量减少，对球员的情绪、记忆力和整体认知能力产生负面影响。

显然，减肥势在必行。话虽如此，如果你肥胖超重，也只要多动一动就能很好地消除负面影响。科学家发现，做运动能够让小鼠有效地逆转脂肪对大脑造成的损害，甚至能够让海马体功能恢复正常。爱动的动物在认知测试中比不怎么动的动物表现更好，即便两者体重相同，情况依然如此。一项对人类的研究同样发现，超重及肥胖人群经过两个月运动之后，脑血循环得到改善，大脑受到的毒性作用被部分消除。

如果你不想通过运动减肥，尽管大脑依然从中获益良多，

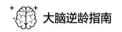

但获益程度远不如结合运动减肥。一项已发表的研究同样指出，不爱动的瘦子的认知能力不如身体强壮的胖子。

·减肥又增进大脑健康的最佳运动

最近对 18000 多人进行的一项研究发现，经常慢跑的人体重下降幅度最大且持久不反弹。

跑步有什么好处？跑步时身体各个部位都参与其中，心率始终保持在脂肪燃烧区范围内，且跑步极易上手。健身房、健身设备、健身伙伴统统不需要，只需一双跑鞋，随时随地就能跑起来。

根据研究，短跑等短时间内爆发的高强度运动有助于加速燃烧脂肪。研究显示，做同样的运动，例如跑步、骑自行车、游泳、暴走等，以较慢节奏、持续时间更长的方式完成时，燃烧的热量远远不及快节奏加速方式的运动，也就是高强度间歇训练（HIIT）。

认识患有认知障碍的人吗？可以给予以下帮助

对于患有神经退行性疾病的人来说，运动通常并非头等大事。但是要鼓励痴呆患者多动一动，可以显著改善认知健康，提高整体生活质量。

我父亲患上帕金森病，备受身体震颤、失去平衡感的折磨。于是，他开始去健身房骑健身单车，每周 3 到 4 次，每次 30 分钟到 1 小时。原本他就已经在做理疗、伸展练习和轻量举重，在此基础上现在又增添了新内容。尽管肌肉僵硬，平衡问题依然存在，但这项运动帮助他放松身体，震颤症状、行动不便因此也得以缓解。在心智上，骑车让他更加敏锐，更加能够集中注意力，因为他在做《芝加哥论坛报》（*Chicago Tribune*）上的填字游戏时速度更快、干劲更足。

研究结果和我父亲的经历如出一辙，脑成像研究表明，以特定速度骑行可以促进帕金森病患者大脑中各个功能网络之间的联通，这种安全、花费不高的方法有助于控制因疾病造成的运动障碍。类似的研究还发现，阿尔茨海默病早期患者和其他形式轻度认知障碍患者可以在日常治疗之外，每周增加有氧运动，这有助于增加大脑容量，维持认知功能。

第五章

营养补充剂显身手

Chapter 5

我在位于芝加哥郊区的巴林顿山长大，十八九岁的时候，在镇外的一家健身俱乐部做了一个夏天的前台服务员。这个俱乐部深受优秀的健美运动员欢迎，他们通过各式各样的蛋白质奶昔、氨基酸粉以及其他营养补充剂来迅速增肌、减重。

　　我当然不是健美运动员，但我也时不时客串一下模特，于是就跟风一日三餐靠精益蛋白质、蔬菜和美瑞克斯奶昔为主，这在当时风靡一时。虽然以奶昔代餐的日子没有持续太久，但我明白了一件事，那就是只要补充合适的营养素，完全可以让自己的身体如脱胎换骨般焕然一新。

　　上研究生期间，我对微量营养素产生了浓厚的兴趣，渴望了解维生素、矿物质、抗氧化剂、氨基酸和身体所需的其他基本营养素如何能够在改造身体的同时，还能影响脑部病变引起的各种症状。我对帕金森病格外感兴趣，这是我的研究方向。我想了解微量营养素是不是可以对抗大脑中加速疾病进程的氧化应激。于是我开始参加帕金森病友互助会。听了患者们的故事，目睹了他们面对疾病时的无助，我想要利用自己的研究找出办法把身体和大脑的掌控权重新交还给病患，让他们能够自己左右症状而不是被症状左右。这时，我做梦都未曾料到，10年后我的父亲会被诊断出患有帕金森病，而我所做工作竟然能够让他受益。

2009 年，我和同事对职业球员进行了一次临床试验，直到这时我才真正了解补充剂对大脑功能的影响。初次看到球员的脑部扫描结果时，大多数球员都有轻微的脑部损伤和认知障碍。脑部供血充足的球员为数不多，许多球员的认知功能明显受损。我们的治疗方案就是让他们每天服用特定的营养补充剂，希望这样可以增加"灌注"（指增加大脑的供血量），逆转某些损伤。

6 个月后，这些球员的后续脑部扫描结果与当初的基线扫描结果完全无法相提并论。大脑负责执行功能、记忆、视觉以及协调的区域血流量增加。从神经认知角度来看，以下是我们的最终数据：

· 近一半被试的认知功能和认知能力提高了 50% 以上
· 69% 的人记忆力提高
· 53% 的人注意力改善
· 38% 的人表示情绪显著改善

· 38% 的人表示积极性显著提高

· 25% 的人表示睡眠显著改善

这些结果令人振奋，对于我们诊所的人而言更是颠覆性的，因为之后我们成功复刻出之前的效果——在给认知损伤程度较轻的患者服用小剂量同样的营养补充剂后，我们有效地改善了患者的脑血流和神经心理功能。通过数据和临床工作我们一遍又一遍地确认了，只需要添加能让头脑变聪明的营养补充剂，人们就能改变大脑健康状况，甚至逆转损伤。

理想情况下，我建议所有关注认知健康和认知能力的人考虑服用本章详述的大部分营养补充剂。经科学证明，只要选择有信誉的品牌并按建议剂量服用，所有这些营养补充剂都能够为认知健康和认知功能达到最佳状态提供助力。

我也明白，不是人人都有时间、金钱或信心接受每日服用十几种营养补充物。我之所以拿出三个不同层次的治疗方案，就是供大家根据各自的目标和需求做选择：

· 首发阵容：为了大脑健康，我认为每个人都应该摄入的基本营养素。

· 全明星阵容：除了首发阵容外还应该添加的营养素，推荐给为增进认知健康想尽一切办法的人。

·伤病替补阵容：推荐给脑震荡、轻度创伤性脑损伤或认知障碍患者的营养补充剂。

首发阵容：改变大脑的 6 种补充剂

持续每日服用这 6 种补充剂至少 3 个月，大脑就开始出现改变。我这么说，既不是因为我手上持有营养补充剂公司的股票，也不是因为这些补充剂就是灵丹妙药，吃下就能百病全消。恰恰相反，我知道有些营养补充剂根本没有任何科学依据能够证实它们对大脑或身体有什么好处。在临床试验中目睹了营养补充剂对大脑健康和脑功能的影响之前，我甚至曾一度对它们心存疑虑。

话虽如此，依然希望你们能以开放的心态对待这份清单。从神经认知的角度来看，经过精心打造并有科学加持的补充剂套餐无疑是对认知健康的一种最佳投资。

欧米伽 -3 脂肪酸

 原因 欧米伽 -3 脂肪酸不但构成了我们身体所有的细胞膜，还是维持神经元基本运转的关键所在。这种脂肪酸还可以对抗氧化应激，降低炎症，从而减少患上癌症、心脏病、抑郁症、关节炎、注意力缺陷多动症和其他许多身心疾病的风险。

但并非所有类型的欧米伽-3脂肪酸都能在大脑和身体中发挥奇效。带来这诸多益处的欧米伽-3脂肪酸被我们称为海洋欧米伽-3脂肪酸，即DHA和EPA。DHA和EPA仅存在于海鲜和海藻、螺旋藻等可食用海藻中，大多数美国人不常吃这些。事实上，最近的一项调查发现，将近一半的美国人极少吃甚至不吃海鲜。这是一个严重的问题，因为身体无法自行制造DHA或EPA。因此，据估计，高达90%的美国人体内的海洋欧米伽-3脂肪酸的含量少到非常危险的境地。

偏偏我们摄入太多的欧米伽-6脂肪酸，这无疑是雪上加霜。植物油、坚果、种子、肥肉和加工食品里常常含有欧米伽-6这种脂肪酸。尽管因为细胞的生长和正常工作的缘故身体需要一些欧米伽-6脂肪酸，但过多摄入就会打破身体欧米伽-3脂肪酸与欧米伽-6脂肪酸之间的微妙平衡，从而加重炎症，增加患上痴呆、心脏病、中风和其他疾病的风险。因此，我们摄入欧米伽-6，身体对于欧米伽-3的需求就会相应增加。

科学研究表明，每天摄入富含DHA和EPA的欧

米伽 -3 脂肪酸补充剂可以增加大脑供血，促进新神经元生长，改善认知状况，减少炎症发生。DHA 补充剂还能增加 5- 羟色胺等能够带来良好感觉的化学物质，同时降低患上抑郁、焦虑、糖尿病、肥胖、高血压、癌症、心脏病和阿尔茨海默病等神经退行性疾病的风险。

提示　选用有"经过汞等重金属测试"标识的欧米伽 -3 脂肪酸补充剂。我自己更愿意服用肠溶鱼油补充剂，这样在打嗝时就不会有浓烈鱼腥味，嘴里也不会留下什么不适回味。由于欧米伽 -3 脂肪酸补充剂可以稀释血液，如果你正在服用像华法林这类血液稀释药物，服用欧米伽 -3 脂肪酸之前务必咨询医生。

多种维生素

原因　多种维生素之于大脑和汽车之于车库相差无几，只不过前者可以食用而已。你需要吗？ 完全不用，没有车库，仍然可以拥有自己的车。但是，车库能够保障汽车使用寿命延长，各项性能表现更好，并且为汽车遮蔽风雨。多种维生素对大脑也有同样的作用。

在临床试验中，我们发现美国国家橄榄球联盟的球员们在服用过高效多种维生素之后，营养不良的漏洞被堵上，妨碍脑血循环和认知功能的问题因此得到解决。研究表明，健康的成年人每天补充 1 粒多种维生素片剂的话，增龄性衰退显现的时间会推迟 5 年之久。甚至患有轻度脑损伤的老年人在每天摄入多种维生素片剂之后，认知功能明显改善。

均衡的饮食难道不是获得一切必需营养元素的最佳方式吗？当然是这样，只不过能做到饮食均衡的人寥寥无几。大约 90% 的美国人从食物中摄取的维生素 D 或维生素 E 不足，一半的美国人摄取的维生素 A 和镁不足，只有不超过 50% 的美国人从食物中摄入足量钙和维生素 C。标准美餐中则缺乏锌、叶酸和许多 B 族维生素。

即使保持着健康饮食习惯的人同样能够从服用多种维生素片剂中受益。这是因为即使是世上最健康的饮食也无法解决处方药物、胃肠道问题以及生活方式（如饮酒，在健身房锻炼过量等）所导致的吸收不良。

提示

建议服用由蔬菜水果等纯食物制造的高效多种维生素片剂。多种维生素软糖、咀嚼片或糖果中含有糖和其他不健康食品添加剂，尽量避免食用。

益生菌

原因

益生菌是生活在我们肠道内的有益细菌。这些活的微生物也存在于酸奶、乳酪、味噌、泡菜、豆豉、未经高温灭菌的酸菜和其他天然发酵和经培养菌群发酵的产品中。益生菌在拉丁语和希腊语中的意思是"为了生命"，可以平衡肠道中不好的细菌。虽然无法摆脱有害细菌，但摄入的益生菌越多，整个微生物群也就是我们人体内数万亿的细菌、真菌和其他微生物，就会越健康，大脑和身体的其他部位也会因此更健康。

益生菌有什么作用？这些益生菌帮助我们消化食物，增强免疫功能，让皮肤保持光滑健康。益生菌对营养吸收也至关重要，如果体内的益生菌不足，膳食补充剂的作用就会打折扣，因为身体很可能吸收不了。

从认知角度来看，益生菌有助于胃肠道分泌出令人感觉良好的神经递质，包括多巴胺、氨基丁酸和5-羟色胺，这些神经递质的90%都来自消化道。因此，益生菌补充剂已被证明可以改善情绪，缓解焦虑和降低压力。

根据研究，益生菌补充剂还有助于维持和改善认知功能。

选用包括各种不同细菌种类（又称菌株）的高效益生菌。检测显示有些益生菌补充剂所含活菌数量没有达到标签所示标准，所以一定要选用经过效能测试或者有质量认证标识的可靠品牌。别除假冒伪劣质产品的好方法就是选择有保质期的补充剂，因为益生菌是活的有机体，在货架上摆放太久就会失效。

维生素D

维生素D被称为"阳光维生素"，是脂溶性营养素，有助于骨骼和牙齿吸收钙质，对维持免疫功能和细胞生长至关重要。维生素D偏低会导致炎症和胰岛素抵抗，引起肥胖和糖尿病。这种维生素还会影响一些基因的表现方式，尤其是那些关系到癌症发展的基因。维生素D不足也会致使患癌概率提升。

维生素D在大脑中能够影响神经元功能，有效调控钙含量，避免引发抑郁症和其他情绪障碍。这种营养素还有助于清除堆积在大脑中的淀粉样蛋白斑块，这种斑块与痴呆和阿尔茨海默病息息相关。缺乏维生素D，炎症和胰岛素抵抗就会增加，从而引起认知功能障碍和代谢紊乱。

食物是摄入维生素 D 的最佳途径，但是维生素 D 含量最高的食物，从鱼肝油、鲑鱼、金枪鱼到牛肝，家常餐桌上往往难得一见。蛋黄以及强化乳制品中含有一定量的维生素 D。然而，能够一次性提供足量维生素 D 的只有鱼肝油。

因此，要调节情绪、遏制抑郁、改善记忆力和预防神经退行性疾病，补充维生素 D 是关键。补充维生素 D 还可以降低患上癌症、糖尿病、骨质疏松症和其他疾病的风险。

提示 选用含有维生素 D_3 的补充剂，因为维生素 D_3 是维生素 D 的生物活性形式。

液体微量矿物质补充剂

原因 每当说起保持健康所需的矿物质时，我们往往会想到钙、镁、钠、钾和其他常量矿物质。但还有另一整套矿物质我们的身体和大脑同样极其需要，那就是微量元素，或者微量矿物质。微量元素包括硼、铬、铜、锗、碘、铁、锰、钼、硒、硅、硫、钒和锌。

虽然每种微量矿物功能不尽相同，但总体来说，微量矿物质有助于制造对认知功能至关重要的酶、激素和细胞。有些微量矿物质还可以在体内起到抗氧化物的作用，帮助减少炎症。其他的则能够为制造神经递质或清除身体和大脑中的毒素提供一臂之力。

任何一种微量矿物质含量过低都会导致严重的副作用。因所缺乏的具体微量元素不同，微量元素不足可能引发的问题表现出的形式也不尽相同，但总体来说，都会引发情绪障碍，降低心智。锌含量过低会延缓执行功能，损害记忆，加速增龄性认知衰退。而硒过低会干扰神经元功能和学习。铬含量过低会导致血糖失衡、神经递质缺乏、抑郁和体重增加。

确保摄入足够微量矿物质的最好方法就是食用各种蔬菜、水果和其他新鲜农作物。很遗憾，大多数美国人蔬菜摄入量不足，即使摄入的数量够了种类也不足，实际没有摄入足够的矿物质。由于农业产量高，多年来土壤和岩石中的微量矿物质含量逐年下降，农作物的营养密度也因此比不上几十年前。如果你肠胃吸收不好，那么无论饮食多么健康、花样多么繁多，都需要补充微量矿物质。

你当然可以通过验血来确定体内的微量矿物质含量是否充足，我也鼓励你有机会的话验一验，但是服用微量矿物质补充剂等于给身体和大脑上个简单的保险，确保它们能够得到充足的微量矿物质供应。

选用液体微量矿物质补充剂，它比片剂或胶囊更容易吸收。

姜黄素

如果经常吃印度菜，就会熟悉姜黄素，生姜中的活性化合物赋予香料金色的色调。越来越多的研究表明，姜黄素能够减少炎症并改善认知功能，是有益大脑健康的最强效的补充剂之一。

姜黄素是种强效抗氧化物，可以中和导致氧化应激并损伤脑细胞的自由基，在印度作为药物已经使用了几个世纪。姜黄素这种化合物还可以提高身体的抗氧化防御能力，增强对抗各种应激反应的能力。

姜黄素还有强大的抗炎作用，可以阻断能够激活与炎症相关基因的分子。此外，姜黄素能够刺激脑源性神经营养因子，这种蛋白质关系到神经元的存活、生长和健康发育。在负责情绪的关键脑区，增量的源性神经营养因子抗抑郁效果更强，并且能够预防并降低罹患阿尔茨海默病和其他神经退行性疾病的风险。

认知测试显示，姜黄素补充剂也可以增强记忆力和注意力。此外已经证实，姜黄素可以预防甚至治疗癌症、关节疼痛和心脏病。

然而，只是把姜黄当作调料用并不能带来太多好处，因为这种香料中姜黄素含量太少，按质量计算只有3%左右。因此，那些证明姜黄素有益于大脑健康的研究大多是借助了姜黄素补充剂完成的实验。

提示

务必购买含有胡椒碱的姜黄素补充剂。胡椒碱是黑胡椒提取物，有助于身体吸收姜黄素输送到血液里。如果正在服用华法林等血液稀释类药物，那么不建议补充姜黄，因为这种营养素具有抗凝血特性。

阿斯特丽德的故事：营养补充剂让脑力更出众

59岁的阿斯特丽德（Astrid）在公婆患上痴呆和阿尔茨海默病后，挑起了照顾他们的重担。公婆二人去世后，为了丈夫、三个女儿和孙子她依然得保持坚强，为此她觉得心力交瘁。

30多年来，阿斯特丽德一直活跃在高尔夫球赛场上，但最近每到第十三或第十四洞左右时候，她就开始觉得精力不足。她也明白必须想办让自己更专注，但又受够了所花的钱都打了水漂，只换回一堆没用的补品、无效的治疗。她告诉我之所以找到我，就是因为我真正了解哪些营养补充剂经过临床检验最有益于认知健康。

阿斯特丽德的脑部扫描结果很完美，并没有显示出任何患有早期痴呆或其他认知障碍的迹象。这显然让她如释重负，但对我来说却是个大挑战，因为要专门制订一套营养补充剂方案让原本已经极其健康的大脑更上一层楼。

阿斯特丽德多年来一直在服用多种维生素，但她从来不相信营养补充剂能够增强她的认知能力。我建议她继续服用多种维生素，同时再添加欧米伽－3脂肪酸、姜黄素、螺旋藻以及维生素C和维生素D。

仅仅服用了3个月，阿斯特丽德就发现自己精神更集中、思维更敏捷，在高尔夫比赛中的成绩也因此更好。在家里，当孙子情绪失控时，阿斯特丽德觉得自己更有耐心和心理承受力去应对。

阿斯特丽德开始试验服用补充剂的最佳时机，在打高尔夫比赛之前就会服用某些补充剂，想看看这样一来在场上的表现是不是更好。通过反复摸索，她发现上赛道之前服用螺旋藻注意力就会更加集中，因此她把摄入螺旋藻补充剂的时间安排到赛前1小时左右。

　　有几次阿斯特丽德打破日常习惯，没有服用补充剂，她告诉我自己注意到了其中的差别。有一次她去外地忘了带补充剂，结果打了 4 场高尔夫球，场场出现脑雾，场场表现糟糕。

　　直到如今，阿斯特丽德仍然每天坚持服用螺旋藻、欧米伽 -3 脂肪酸、维生素 D 和姜黄素。她现在有 6 个孙子和 2 只狗，这套方案让她管理这一大家人时游刃有余。她的丈夫之前一直对营养补充剂心存疑虑，不过在看到妻子的变化之后，现在把她的营养剂补充方案通通照搬了过去。

　　克里斯汀的提示：服用有科学依据的、有助于认知功能的补充剂可以为生活的方方面面带来重大影响，比如提高管理家庭或应对职场的能力，培养爱好，或在某项活动或技能上再接再厉。

全明星阵容

　　首发阵容是开始补充营养剂的最佳入门方案。但是，如果还想为脑健康再多做些努力，不妨除了首发阵容外再添加以下补充剂。这里列出的 5 种营养素都经过充分研究并经证实对认知功能有帮助。

B 族

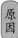

　　B 族这个概括性词语是各种 B 族维生素的统称，其中包括我们日常需要的 8 种必需营养素。B 族维生素对于几乎所有的身体运行活动都不可或缺，例如将食物转化为能量，制造新的血液细胞，维护心血管健康，提供充足能量，分泌激素，平衡胆固醇，调节代谢功能和保持肌肉健康。

　　B 族对中枢神经系统至关重要。所有 8 种 B 族维生素都可以穿越血脑屏障，对认知功能产生重大影响。对大脑最重要的 B 族维生素是维生素 B_6、维生素 B_{12} 和维生素 B_9，也称为叶酸或叶酸补充剂。

　　如果你曾经贫血或缺铁，就可能熟悉叶酸。叶酸可以帮助身体制造红细胞、白细胞、神经递质和脱氧核糖核酸。叶酸还有助于分解同型半胱氨酸，这种氨基酸与阿尔茨海默病息息相关。叶酸过低会加速大脑老化，引发认知功能障碍。叶酸不足则会影响情绪，

许多缺乏维生素 B_9 的人在临床上被诊断出患有抑郁症或其他精神障碍。

至于维生素 B_{12}，摄入不足会导致记忆障碍、神经元死亡，并加速增龄性脑萎缩。心理学家和精神科医生经常测试患者的维生素 B_{12} 水平，因为维生素 B_{12} 摄入不足会导致罹患抑郁症的风险翻倍。有确凿的证据表明，体内维生素 B_{12} 不足会增加患阿尔茨海默病的风险。研究表明，体内维生素 B_{12} 含量过低还会引发类似痴呆的症状。

如同叶酸和维生素 B_{12} 一样，维生素 B_6 促使身体分泌 5-羟色胺等神经递质。维生素 B_6 不足导致记忆力缓慢、注意力不集中，患上情绪障碍的风险明显增加。

即便没有达到临床确诊的 B 族维生素缺乏症标准，也会出现认知功能障碍和情绪障碍的各种症状。维生素 B_6 和叶酸存在于许多食物当中，但随着年龄的增长，营养吸收效率反倒下降。肥胖、饮酒和服用药物都会消耗 B 族维生素。如果你吃素或不沾荤腥，也很容易缺乏维生素 B_{12}，因为维生素 B_{12} 主要存在于肉制品中。

提示

选用含有全部 8 种 B 族维生素的 B 族，因为这些营养成分协同作用效果更好。另外，选用甲钴胺等内源性维生素 B_{12} 而不是氰钴胺等化合维生素 B_{12}，化合

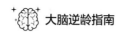

维生素 B_{12} 的生物利用率较低。

维生素 C

原因　许多人在感冒或患上其他呼吸道疾病时就会大量摄入维生素 C。然而，全年补充这种自然界最强大的抗氧化物还有其他众多的原因。事实上，研究表明，连续 5 年每天补充维生素 C，血清含量增长高达 30%，抗氧化能力增强。这有助于对抗自由基，大幅度减少氧化应激以及与痴呆相关的炎症。

经证实，通过食物和营养补充剂增加维生素 C 的摄入量可以提高记忆力和执行功能。经常服用维生素 C 的老年人出现认知衰退的症状较少。

可以优先考虑从食物中摄取维生素 C，如草莓、橙子、柠檬、芦笋、鳄梨、西蓝花以及其他水果和蔬菜等。但是，仅通过食物很难摄入足够的维生素 C，尤其不容易摄取到研究所显示的能够让大脑受益的更高含量。因此，应该在日常营养餐中添加维生素 C 补充剂。

提示　身体一次性所能够吸收的维生素 C 的量有限，所以把建议用量一分为二，早上吃一半，晚上吃一半。

如果正在服用华法林等血液稀释药物，补充维生素 C 之前先咨询医生。

镁

原因

　　大多数美国人的镁摄入量不足，镁对身体和大脑的每个细胞都至关重要。镁为三百多种生化反应提供助力，影响应激反应、神经递质产生、肌肉松弛和补水等功能。

　　镁不足，患抑郁症的风险就会飙升，同时也会出现焦虑、攻击性、易怒和脑雾问题。镁含量过低也导致大脑不能有效运转。另外，已经证实，镁补充剂可以提高学习力和记忆力，防止增龄性认知能力衰退。轻度脑损伤的人也可以通过摄入镁的方式来改善认知功能。腰果、糙米、羽衣甘蓝、菠菜、杏仁、黑豆、藜麦和葵花籽等许多食物都含有镁，但仅仅依靠食物很难摄取足量的镁。大约一半的美国人达不到每日身体所需的镁摄入量，达不到最佳摄入量的人更多。

提示

　　选用柠檬酸镁或镁氨基酸螯合物，这两种有机镁营养剂更容易吸收。

螺旋藻

原因

目前已知，海洋性 DHA 和 EPA 对认知健康至关重要，这两种身体所需脂肪酸仅仅依靠食物摄取很难达到足量。螺旋藻这种蓝藻富含 DHA 和 EPA，能够增加欧米伽 -3 脂肪酸的摄入量。螺旋藻片剂和粉剂还含有本章推荐的许多营养素，如镁、锌、维生素 B_{12}、维生素 B_6 和叶酸。螺旋藻还含有全部九种必需氨基酸，其中包括身体制造 5- 羟色胺最迫切需要的色氨酸。研究表明，螺旋藻可以维护肠道益生菌群，降低血糖，有助于减肥，并摧毁自由基。

提示

大多数天然食品商店都有螺旋藻。若选择粉剂类型补充剂，倒入水中或水果奶昔中搅匀后服用。

辅酶 Q10

原因

营养素辅酶 Q10（亦称 CoQ10）是抗氧化物，细胞线粒体需要它来生成能量提供给身体和大脑。已经证实，辅酶 Q10 能有效遏制氧化应激，降低罹患心脏病、癌症和神经退行性疾病（如阿尔茨海默病和帕金森病）的风险。

大脑消耗身体 20% 的氧，辅酶 Q10 为大脑提供充足能量，保持大脑高效运转，为保障大脑的能量需求给予支持。动物研究表明辅酶 Q10 能够提高学习能力、记忆力和整体认知能力。目前有研究正在调查辅酶 Q10 对健康的老年人的大脑影响程度。

动物内脏、动物肉和富含脂肪的鱼等食物中含有辅酶 Q10，但是对认知健康意义重大的一项研究使用的是大剂量辅酶 Q10 补充剂。我们的身体无法储存辅酶 Q10 这种抗氧化物，这就凸显出补营养剂的优势。此外，身体中辅酶 Q10 的数量似乎随着年龄的增长而下降。

选用泛醇产品，它比泛醌（辅酶 Q10 的常见形式）生物利用率更高。随餐服用可以促进吸收。

伤病替补阵容

如果你曾遭受过创伤性脑损伤或有早期痴呆，你会愿意把这七种营养补充剂纳入组合拳中，一方面促进大脑功能恢复，另一方面防止进一步损伤。

磷脂酰丝氨酸

原因

　　磷脂酰丝氨酸是身体和大脑中所有细胞膜的脂肪成分，负责神经系统的正常运转，并有助于形成髓磷脂。髓磷脂是包裹神经元的脂肪鞘，有助于大脑更快、更有效地传递信息。作为细胞膜的构成部分，磷脂酰丝氨有助于酸输送营养物质并清除神经元中的废物。

　　大脑中的磷脂酰丝氨酸水平随着年龄的增长而下降，这会减缓细胞间信号传递，并可能影响记忆、情绪和执行功能。不过已经证实，摄入磷脂酰丝氨酸补充剂可以阻止甚至逆转增龄性营养素减退。补充磷脂酰丝氨酸尤其可以增强记忆形成和巩固，提高学习新信息的能力、注意力、沟通能力和解决问题的能力。根据研究，服用补充剂6至12周后，阿尔茨海默病患者的一些症状减轻。

　　已经证实，服用磷脂酰丝氨酸即便仅仅数周就能够有效地遏制抑郁、调节情绪。补充磷脂酰丝氨酸有助于减轻多动症，克制冲动，舒缓疾病造成的不良情绪，这一切表明注意力缺乏多动症研究大有可为。

　　有一些食物中含有磷脂酰丝氨酸，主要是大豆，蛋黄、动物肝脏和白豆中也有。但是，要摄取足以保证大脑良性运转的磷脂酰丝氨酸，就该考虑将其纳入营养补充方案中。

提示

选用由大豆或卷心菜制成的食源性磷脂酰丝氨酸补充剂。

N- 乙酰半胱氨酸

原因

N- 乙酰半胱氨酸（亦称 NAC）是氨基酸半胱氨酸的补充剂形式，氨基酸半胱氨酸有助于身体制造胶原蛋白等蛋白质。身体需要 N- 乙酰半胱氨酸生成抗氧化剂谷胱甘肽，清除自由基。N- 乙酰半胱氨酸还能够调节神经递质谷氨酸。谷氨酸有助于神经元之间的信号传递，被研究人员公认是促进大脑机能健康的最重要神经递质。

补充 N- 乙酰半胱氨酸后，轻度创伤性脑损伤或早期痴呆患者的同型半胱氨酸水平显著降低。同型半胱氨酸一旦升高，就会导致认知损伤、功能障碍和阿尔茨海默病。这种营养素还可以和铅、汞等重金属以及其他可能在脑细胞中积聚的污染物结合。最后，N- 乙酰半胱氨酸是血管扩张剂，可以扩张血管，加快向大脑输送氧气的速度。

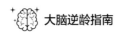

提示 如果在服用华法林等血液稀释剂或者患有哮喘，在补充 N- 乙酰半胱氨酸之前务必咨询医生。

乙酰左旋肉碱

原因 乙酰左旋肉碱是氨基酸肉碱的补充剂形式，可以帮助脑细胞产生能量。与 N- 乙酰半胱氨酸相同，乙酰左旋肉碱也是抗氧化物，可以清除自由基并抑制炎症。这种营养素还有助于修复神经元损伤，对于脑震荡或其他轻度创伤性脑损伤患者不可或缺。研究还表明，补充高剂量乙酰左旋肉碱可以提高反应速度、记忆力和认知功能。这种营养素还可以防止增龄性大脑衰退以及痴呆引起的认知功能障碍。

对于受抑郁症等情绪障碍困扰的人来说，补充乙酰左旋肉碱已经被证实可以增加令人愉悦、精力充沛的神经递质，去甲肾上腺素和 5- 羟色胺的浓度。补充乙酰左旋肉碱可以有效地缓解轻度抑郁症，其效果甚至与处方药相差无几。

提示 如果有甲状腺问题或正在服用华法林等血液稀释药物，在补充乙酰左旋肉碱之前务必咨询医生。

石杉碱甲

原因

　　石杉碱甲是天然化合物，提取自中国石松。作为治疗阿尔茨海默病的潜在药物，石杉碱甲研究前景广阔，吸引着越来越多的研究项目聚焦于此。这一石松提取物目前在中国已经获得许可成为抗阿尔茨海默病药物。研究表明，服用一段时间补充剂之后，无论健康人还是阿尔茨海默病及其他痴呆患者的记忆力和脑功能都有所提高。石杉碱甲之所以有疗效是因为能够增加乙酰胆碱这种神经递质的分泌，而乙酰胆碱已被证明能够改善认知功能、注意力和警觉性。

提示

　　如果正在服用乙型受体阻滞剂、抗惊厥药物，或者已确诊患有阿尔茨海默病或其他痴呆病，在补充石杉碱甲之前务必咨询医生。

长春西汀

　　与石杉碱甲一样，长春西汀提取自植物，此处具体指的是蔓长春花属植物的种子。在美国，该提取物是营养补充剂，但在日本、欧洲、墨西哥的一些地区，长春西汀是处方药，用来改善中风以及其他脑血管疾病患者的脑血流、神经元代谢和整体认知功能。

对于脑损伤及其他认知障碍，长春西汀能够向大脑提供更多葡萄糖和氧气以供消耗。该提取物也是血管扩张剂，可以保持血管通畅，加速脑血循环。研究长春西汀的科学家向轻度认知障碍患者推荐该补充剂。

提示 如果正在服用血压或血液稀释药物，在补充长春西汀之前务必咨询医生。

银杏叶提取物

原因 该营养补充剂提取自银杏叶，因为其强大的解毒功效，几个世纪以来被中医视为珍宝。银杏叶提取物如今在欧洲作为药物使用，用来治疗早期阿尔茨海默病和其他痴呆疾病。研究表明，这种营养素在一定程度上能够改善阿尔茨海默病相关症状及脑部供血不足。银杏叶提取物还能够增强健康人群的记忆力和认知能力。

银杏叶提取物之所以具有这些功效，原因在于它可以舒张血管，降低血液黏稠度，从而改善血液循环。这样一来，流向大脑的血液流量就会增加。许多综合医疗行业专家也推荐使用银杏叶提取物来治疗周身血液循环问题。它是强效抗氧化物，能够在自由基尚未对细胞造成损伤之前将其消灭。

提示

鉴于银杏叶提取物对血液循环的巨大影响，如果正在服用能够稀释血液的药物（包括华法林及阿司匹林）、抗血小板药物、糖尿病药物、非甾体抗炎药、止痛药、抗惊厥药、抗抑郁药和肝病药物，在补充银杏叶提取物之前务必咨询医生。

α-硫辛酸

原因

α-硫辛酸是一种抗氧化物，有助于保护脑细胞抑制氧化应激。大多数抗氧化物质要么是脂溶性的，要么是水溶性的，α-硫辛酸则不同，它两者兼具。这样一来，α-硫辛酸就能够轻易穿过血脑屏障，在各种组织中发挥效力。

经证明，α-硫辛酸可以清除脑细胞中的重金属，遏制增龄性神经递质生成放缓现象。神经递质生成放慢就会导致情绪障碍和记忆丧失。有些阿尔茨海默病和其他类型痴呆患者在补充了α-硫辛酸之后，成功摆脱记忆丧失，认知能力也得到全面改善。

尽管红肉、菠菜、西蓝花、土豆和酵母等食物中都含有少量α-硫辛酸，但是想要摄入最理想剂量的

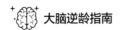

这种强效抗氧化物，服用补充剂是不二之选。

　　若有糖尿病或其他血糖问题，在补充 α-硫辛酸之前务必咨询医生，因为它能够降血糖。α-硫辛酸还可能影响化疗及甲状腺病用药的效果。

美国国家橄榄球联盟的故事：巧用营养补充剂拯救大脑

　　约翰（John）前半生都在打橄榄球。他高中时就已经荣获"全美最佳球员"，之后又在美国国家橄榄球联盟打了4年进攻先锋。约翰十分担心自己的大脑健康状况，这一点也不奇怪，因为多年以来他的头部不断受到猛烈撞击。和许多球员一样，约翰也害怕患上慢性创伤脑部病变。他告诉我，他不想眼睁睁地看着5年、10年或25年后退化性脑部疾病相关的症状逐渐显现，而自己却无动于衷。

　　当我接手治疗约翰时，他已经在补充营养补充剂了，每天都会服用多种维生素和维生素C、维生素D、维生素E，偶尔还会服用欧米伽-3脂肪酸。但他说之所以这么做是为了身体健康，也是想为自己的大脑多做些力所能及的事情。

因为有美国国家橄榄球联盟球员的成功经验，我建议约翰定期服用强效多种维生素，增加欧米伽－3脂肪酸的摄入量，再结合给球员们开的全部补充剂，也就是伤病替补阵营中列出的那些，包括磷脂酰丝氨酸、N－乙酰半胱氨酸、乙酰左旋肉碱、石杉碱甲、长春西汀、银杏叶提取物和α－硫辛酸。

一年多来，约翰每天服用营养补充剂，同时按"健脑餐指南"安排饮食，继续练举重、跑步，进行高强度间歇训练。尽管要一次性次服用8到15粒药丸，约翰对营养补充剂疗法没有异议，时时牢记早上、晚上随餐服用，因此这些药丸如同刀叉一样俨然已经成为他的用餐标配。

6个月后，约翰告诉我他头脑更清晰，注意力更集中，记忆力似乎也更好。他觉得难以置信，摄入某些补充剂，再配合适当的饮食、锻炼和减压，对他的大脑健康影响竟然如此之大，然而却从未有人教导过他或他的队友这些。

18个月后，约翰主动告诉我，营养剂补充方案带给大脑的变化显而易见。他觉得认知功能显著改善，感觉更敏锐，注意力更集中。他甚至开始试用其他一些补充剂，如红景天等，有科学依据表明这些补充剂能够抑制焦虑。

克里斯汀的提示：红景天这种草药，几个世纪以来一直被用来缓解焦虑和疲劳。我建议可以用于减轻压力，提振情绪，增加活力。作为抗氧化剂，它还能够保护大脑不受应激反应的影响。

发挥营养补充剂最大效力的 8 大秘诀

1. **舍得投入**。补充剂并不便宜。尽管可以找到实惠的产品，然而一整套保健治疗方案算下来，一笔不菲的开销是免不了的。不如把它当成一种投资，现在花小钱，往后能够节省大笔医疗开销。

2. **网上购物**。我在网上购买营养补充剂，在网上更容易找到的理想的品牌、规格、剂量和价格。如果定期补充存货，无论每个月、每三个月，还是每六个月，网上许多零售商还会给折扣。

3. **寻找认证证明**。营养补充剂行业规模的金额高达数十亿美元，却不受美国食品药品监督管理局监管。为了保护自己，一定寻找美国药典委员会的黄蓝认证标识，或者美国国家安全卫生基金会、美国消费者实验室授予的认证标识。这三家机构独立检测补充剂成分的质量和效力。此外，尽量选用符合"良好生产规范"的厂家生产的产品，以确保产品的浓度、配比、质量和纯度。

4. **调研找出适合的品牌**。购买之前先进行调研，找出营养补充剂原料的源头，好的品牌会披露这类的信息。我个人喜欢购买的产品，其生产厂家只使用通过了独立实验室的科学检测的单一营养素或复合营养素。通常，只要稍微深入地在线搜索一下就足以发掘出以科学数据为依托的品牌。

5. **避免添加成分**。如果每日服用营养补充剂就是想要更健康，那么一定要确认补充剂的所有成分不会对身体和大脑造成潜在伤害。补充剂添加的成分就包括人工色素、风味、糖和硬脂酸镁。硬脂酸镁这种化合物有可能损害免疫系统功能，却常常被加进补充剂中。专家提示：含有麸质、大豆、玉米或乳制品的补充剂通常质量比较差。

6. **储存得当**。补充剂应该存放在阴凉干燥的地方，远离日晒、热源、空调和严寒。瓶盖一定要拧紧，因为欧米伽-3脂肪酸等众多营养补充剂过多接触氧气之后就容易变质。最后，一定要留意有效期。存放时间过久，补充剂就会失去原有效力。

7. **坚持3个月**。切记，补充剂不像处方药和外科手术那样效果立竿见影。你需要一连几个月坚持每天摄入，才能减轻症状、改善认知功能。所以不要轻易放弃。

8. **随时咨询医生**。本章列举了各种需要咨询医生的状况，但是所有人都应该先咨询医疗保健行业专业人员，再开始实施日常补充新方案。一定要和医生交流，告知医生当前的身体问题和想要达成的具体健康目标，并确保医生充分了解你已经在服用的其他膳食补充剂或非处方药，因为其中有些可能会干扰想要新增的营养素的功效。手术前，要时常和医生探讨日常补充方案。

第六章

补水正当时

Chapter 6

想要通过补水解决大脑问题，仅凭增加水分摄入远远不够。高性能跑车必须依靠高标号汽油（高辛烷值燃料）才能高效又高速，同样，大脑运转要达到认知功能峰值必须依靠洁净的水。相信我，补水习惯不好造成的后果真的惨绝人寰。事实上，我自身的经历应该能够让你好好反思一下自己的补水方式。

攻读博士学位之时，我就已经开始四处介绍自己的博士研究项目。在那段时期，我喝水虽然不多，但是自以为水分补充十分充足，因为每天除了喝好几杯果蔬汁，还吃一大堆水果和蔬菜。报告初期，有一场安排在洛杉矶的西达赛奈医疗中心，这个中心一直高居全美最具口碑的医院之列，在这里作报告绝对令人闻之色变。

我之前做过很多场报告，但当众昏倒还是头一遭。当时我正在向医院的神经内科、外科众人介绍自己的临床研究，突然感到头晕、眼冒金星。心中暗想，天哪，我要晕倒了。我就那么在众人眼前倒了下去，而此时距离汇报开始仅仅只有十分钟。好在我身子往后倒，那里恰好有张椅子。醒过来之后，我第一时间询问了是否可以接着讲，但被礼貌地告知最好还是另行安排时间。

之后我很想弄清楚事情发生的缘由，是不是神经过于紧张所致？我做过的报告不计其数，就以为这次纯属偶然，没当回事。

然而，我又一次晕倒了，这次事情闹得有些大。当时我正在位于马里兰州贝塞斯达的美国国立卫生研究院，我曾经获得研究院的一笔科研经费。就在我正向一群人汇报着研究情况的时候，突然倒地不起。醒来时，我依然躺在地上，几个医生在眼前晃来晃去。我清楚记得其中一个看着我说道："好吧，如果你不管到哪儿都来这么一下，那么你刚才在这全世界最负盛名的医院里得偿所愿了。"

事到如今，我很清楚身体一定出了问题。去看病，家庭医生让我检查神经系统和心血管系统，结果呈阴性。医生于是询问了我日常饮水的情况，然后告诉我身体脱水可能性最大。他告诉我，在一般日常生活中这算不上什么大问题，但是一旦我精神紧张，精神压力再加上饮水不当和矿物质摄入不足，三者共同作用就导致了我一次次晕厥。如果我不设法解决这个问题，早晚还会再晕倒，还可能磕到头，不但会颜面扫地，还可能出现脑震荡或者更不堪设想的情况。

看完病后，我无论到哪儿都觉得头晕目眩。这绝对是心理作用，但无论如何我都随身带瓶水。这是我有生以来第一次真正地意识到，如果自己再不关注补水问题的话，十有八九没什么好事。

我一度频频中招昏厥，但是之后很多年我就只晕倒过一次。当时我在南美洲为真人秀节目《间谍游戏》（*The Mole*）拍摄广告，这意味着我的日常规律被打乱，没有办法走到哪里都背着不锈钢水杯和矿物质补充剂。当时我正站在绿色屏幕前，那种似曾相识的眩晕再次袭来。值得庆幸的是我并没有不省人事，但是拍摄工作不得不停下来，让我能躺一会儿。这件事是我的身体再一次警告我，如果你撂挑子，那就别怪我也撂挑子。

如今，不管做什么事，但凡感受到哪怕微乎其微的压力，我都会摄入大量含矿物质的水，完全不顾及自己在做什么、身在何地。现在，无论旅行、演讲或者上电视，不管多麻烦我都会随身携带水。血淋淋的教训，教会了我事关补水问题不能抱有任何侥幸心理。我现在知道，正确补水意味着不仅要喝水，还要确保在恰当的时间摄入水分，有必要的话，保持水的摄入量和矿物质之间的平衡。不喝咖啡因含量高的饮料，不喝含糖的饮料。不然，为补水所付出的一切努力都会付之东流。

开始在阿门诊所工作以后，我有机会目睹脱水对大脑到底影响有多大。我们正在细致评估职业健美运动员的脑部扫描，为了尽可能减轻体内水分重量，他们在大赛前基本上不再进水。虽然仅仅数小时不喝水，但足以导致脑部血循环明显变差。这着实出乎意料，因为这些运动员个个健康强壮。他们的脑扫描清楚地表明脱水对大脑的影响何等迅速、何等深远，让人大开眼界。

处于脱水状态的大脑

四分之三的美国人每时每刻都处在慢性脱水状态，这意味着我们大多数人一直都在失水的情况下四下活动。这可不是某个下午忘了喝杯水，而是慢性脱水。

除此之外，我们的大脑大约 75% 是水，因此水的占比必须保持在 75%，大脑运行才能达到最佳状态。因水分流失导致体重减轻，即便体内水分只下降 1%，也会大大降低认知能力，扰乱记忆力、情绪、脑力和注意力。

如果你因为脱水而减掉了 2% 的体重，虽然这种程度仍然被界定为轻微脱水，但大脑运转会因此放慢，变得迟钝。你的反应速度变得迟缓，出现短期记忆障碍、精神疲惫、精神错乱、焦虑和情绪障碍。轻度脱水也会影响运动协调能力，导致意外频出。如果你在开车、走路，或者在制造业或运输业工作等，需要时刻保持注意力高度集中，出现这种情况肯定会吓出一身冷汗。更糟糕的是，研究表明，一旦你脱水，即便之后再充分补水，情绪所受的影响依然持续。

脱水还会导致大脑宝贵的灰质萎缩。水分摄入不足也会将认知能力消耗殆尽，这就使得大脑在信息量并未增加的情况下，不得不花更大力气来处理信息。补水及时充分的人记忆力、运动能力、脑力、警觉性和注意力都有提高，因此在认知测试中表现更好，这一点也不令人意外。

脱水对身体各种毛病绝对是噩耗，包括长胖等。研究表明，与那些轻度脱水勉强维系的人相比，达到或超过每日建议饮水量的人饱腹感更强，燃烧的脂肪也更多。这种新陈代谢的提升，幅度虽小但非同小可。研究表明，只需要摄入 16 盎司的水，能量消耗就能够增加多达 30%。我也注意到，每当饮水量不够的时候，我往往更加饿得慌！

如果真的患上脱水症会怎么样？严重脱水会导致极度的精神错乱和昏睡，并且因为血压急剧下降的缘故处于昏迷状态。你会发烧、呼吸困难、胸痛，甚至癫痫发作。严重脱水会造成致命后果。

许多人自以为，如果不身处炎热潮湿的气候，就不需要担心水分摄入问题，因为身体水分没有流失。但是，即使待在安装了气候调控系统的房间里一动不动，只要活着就会消耗水液。事实上，普通人每天仅因为呼吸就会流失一杯以上的水分！我们每天大小便还排出约 6 杯水，排汗排出约两杯水。

如果你服用处方药或非处方药，例如抗组胺药、泻药、抗酸剂、血压药和利尿剂等，脱水风险就会变大。如果你年过 60 岁，甚至更容易脱水，因为你不容易感知到口渴，肾脏清除废物的效率也降低。

凯蒂的故事：补水如何"改变了我的一生"

凯蒂的儿子经诊断患上脑震荡后综合征，不久后她联系我向我求助。当时她的儿子只有 16 岁，但在高中橄榄球校队担纲外接员和角卫 3 年后，出现了严重的脑雾、慢性头痛和疲劳，无法专注学业。休息了 1 年之后，症状也没有什么改善。我一方面帮助凯蒂的儿子改变饮食以及其他各种习惯，又对他进行一些基线测试，包括实验室检测、认知评估和大脑成像等，用来评估他的神经状态。另一方面，我专门为凯蒂量身定制了一套健脑方案。

她告诉我，她觉得自己的神经方面有些不对劲。她很焦虑，脑子活跃停不下来，经常头晕目眩，视线模糊，还丢三落四。她还说总记不住事，无法集中精神看电脑屏幕。53 岁的她时常疑惑是不是年过 50 岁之后，这些症状就会自然伴随而来。

凯蒂的情况非常典型，能够代表许多洛杉矶人。她是首席执行官，掌管着一家生意兴隆的娱乐公司，工作上承受着巨大的压力。她告诉我，生活中各种事情已经让她应接不暇，所以要不是口渴，她并没有要去喝水或者喝些其他东西的念头。我们计算了她每天的水分摄入，结果发现平均下来不到 32 盎司。

凯蒂虽然每天不怎么喝水，但是会喝好几杯咖啡，另外还有健怡蔓越莓汁和富含维生素的饮料。这意味着她摄入了大量的人造甜味剂，众所周知，这会引起神经问题。一直以来，凯蒂都认为这些饮料非常健康，完全没有意识到这些果汁和富含维生素的饮料里充斥着糖等天然调味品和人造甜味剂，这些对大脑健康绝非上上之选。

在我的建议下，凯蒂先扔掉了办公室和家里一切含有人造甜味剂的饮料。与此同时，她入手了 3 个容量为 32 盎司的不锈钢瓶和一台榨汁机。她开始把过滤水装进瓶子，走到哪儿带到哪儿。如果想提升一下口感，她就往水里挤些柠檬汁或薄荷，或者加一点石榴汁。同样在我的要求下，她开始写饮水日记，按时间顺序记录下喝了多少水、什么类型的水以及喝水的时间。

每天伊始，她不再以咖啡开启新的一天，而是先饮下一大杯鲜榨的果蔬汁给自己补充水分。上午她仍然会喝杯咖啡，但会在晚些时候再喝，如果她特别想喝些舒缓身心的热饮，就会喝一杯绿茶或药草茶。

仅仅2个月的时间，折磨凯蒂的所有神经症状都发生了扭转。头晕目眩、脑雾、焦虑、记忆衰退和注意力不集中全都一扫而空。相反地，她感觉自己思维清晰，能言快语，细枝末节都能记住，整体上更快乐、更平静、更放松。她还告诉我，觉得自己的皮肤容光焕发，看起来更年轻。这一切都是因为她终于告别了慢性脱水的生活状态！

连续喝了8个月的果蔬汁之后，凯蒂沉迷其中难以自拔。为此，甚至还推出了一个照片墙①账号，使用"果蔬家族"话题专门分享果蔬汁带给她的巨大改变。她的帖子如今已经有了数百名拥趸。

时至今日，初次见面时困扰凯蒂的一切认知问题都已

---

① 即 Instagram。——编者注

经销声匿迹，这要得益于两手抓的措施，一方面着手改变补水习惯，另一方面尽力补救在实验室检查中发现的各种缺乏症，我们以此为依据为她量身打造出健脑方案的其余部分。她继续写日记，记录每天的液体摄入情况。她说这有助于她评估自己的水分摄入量，对自己的事更上心。家里包括她丈夫在内的所有人都被她和儿子带动了起来，纷纷增加饮水量，结果现在家里的每个人充分补水，健康无比。凯蒂说，多饮水以及舍弃那些对于大脑毫无用处的饮料，带给她和家人焕然一新的生活。

克里斯汀的提示：不要试图用无糖汽水或其他添加了人工甜味剂的饮料来补水。虽然这些饮料可能看起来只不过是添加了调味剂的水，但其中添加的化学物质和人造甜味剂会影响认知功能，致使补水大计横生枝节。

你所需要的饮水量

对于饮水量，联邦政府没有什么指导性意见，一定程度上是因为补水需求因人而异。医学研究所给出的一般性建议最具有指导意义。该研究所建议男性每天应该摄入 3.7 升水，女性每天摄入约 2.7 升。

要达到医学研究所给出的建议目标任重道远，尤其是我们大多数人每日的饮水量都少得可怜，离指导标准还有很长一段的距离。当然，也有人的饮水量超过了医学研究所的建议标准，比如我，我身高 6 英尺[①]，我每天会进行大量运动，这意味着我的水分摄入量必须超过给女性的一般性建议。此外，那些生活在炎热气候下的人也应该多喝些水，因为如果在炎热的天气里工作、锻炼或玩耍，在短短一小时内身体流失的水分就会高达 16 盎司，相当于一份中杯咖啡的分量。

如果你经常锻炼的话，补水需求也会因此更加旺盛。高海拔地区氧气较少，迫使呼吸加快，而呼气则水分流失，因此置身于高海拔地区将会大量消耗水分。此外，孕妇、儿童和老年人的补水需求也各有不同。

所吃的食物也会影响水分摄入量。总的来说，我们摄入的水分有 20% 来自食物，但是，因为饮食差异，占比多少不尽相同。蔬菜和水果的水分含量最高，而且补水效果比单纯喝水更好。这是因为蔬菜和水果中含有叶黄素和玉米黄素等有助于补水的天然化学物质，此外，蔬菜和水果中的糖类和矿物质可以

---

① 约合 183 厘米。——译者注

让体内水处于到理想状态。

无论吃什么，饮水是头等大事，而且要大量饮水。即便吃了数量庞大的蔬菜、水果，喝了很多汤，通过食物摄入的水分顶了天也就占总量的 40%。还记得我读博时的惨痛教训吗？我当时着实吃了好多蔬菜和水果，但即便这样，结果还是水分摄入量不足。

怎么知道饮水量够不够？最简单的方法是瞄一眼尿液的颜色。这主意虽然听上去不怎么样，但是也找不出第二个能够比迅速往马桶里瞄一下更简单易行的办法。你可能认为普天之下的尿液都是黄色的，而实际上，尿液的颜色多种多样。尿液的每种颜色都能透露出与饮水量和整体健康状况相关的众多信息。

例如，如果小便呈浅黄色甚至接近透明，那么你的水分摄入量最理想。如果颜色比浅蜜糖色深些，则有些轻度脱水，应该尽快补水。千万不要等到尿液变成琥珀色甚至橙色才想办法，因为此时已经处于中度至重度脱水状态。

有一点要留心，如果你正在服用任何含有 B 族维生素的补充剂，如多种维生素或 B 族维生素，尿液就会变成亮黄色。这只不过是身体在排出多余的 B 族维生素罢了，并不意味着欠缺水分。

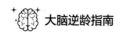

补水的美味佳肴

根据美国农业部的估算，以下食物每 100 克中至少含有 85% 的水分，补水效果最好。

黄瓜	桃
生菜	胡萝卜
西柚	橙子
芹菜	菠萝
番茄	蓝莓
西葫芦	小青菜
西瓜	茄子
草莓	苹果
蔓越莓	卷心菜
原味酸奶	覆盆子
菠菜	杏
哈密瓜	奶油生菜
蜜瓜	肉汤
羽衣甘蓝	菜花

水电解质平衡与运动饮料的真相

人体不只是需要补水，还需要补充矿物质来维持体内的水电解质平衡。一些饮料和食物中都有矿物质，它一方面帮助全身保持水分平衡，另一方面将营养物质输送入细胞中，将细胞中的废弃物带走。我们身体所需的主要矿物质元素包括钠、钾、镁、氯、钙和磷。

运动、出汗、腹泻、呕吐甚至高烧都会导致水分流失、电解质紊乱。某些药物（包括一些抗生素和氢化可的松药物等）以及疾病（例如甲状腺疾病或进食障碍等）也会扰乱水电解质平衡。

电解质紊乱导致的后果非同小可。相信我，你肯定不愿意压力一大就晕倒。电解质紊乱会导致心律不齐、精神错乱、虚弱和过度疲劳。长期电解质紊乱还会损害神经系统、脑功能和健康。我能够及早发现自己的问题实在是万幸，即使因此晕倒过两三次也无所谓了！

充足的饮水量和均衡的饮食是预防电解质紊乱的第一道防线。如果你像我一样天天运动，不妨考虑一下矿物质营养粉。这种营养粉混合了各种矿物质，不含糖及人工甜味剂，加入水中搅拌均匀即可饮用。椰子水和蔬果汁等天然饮料不但少糖还含有微量矿物质，与市场上销售的运动饮料相比，是补充矿物质的更好选择。举例来说，一瓶 20 盎司的某畅销运动饮料含糖高达 34 克，已经等同于 2000 卡饮食中每日建议糖摄入量的70%。如果不做剧烈运动或持续运动数小时的话，糖摄入量如此之高势必损害认知健康，此外还会导致饥饿感加剧、长胖以及其他副作用。关于椰子水和蔬果汁随后会详细介绍。

过度补水的危险

四分之三的美国人饮水量不足，处于慢性脱水状态。但是有时候，在试图解决脱水问题的时候，往往过犹不及，过度补水导致水中毒。水中毒基本上说明饮水过量，体内矿物质的浓度被稀释，结果导致细胞膨胀、颅骨内压力增大，出现头痛、神经混乱和易怒，有时还会恶心和呕吐。

当太多钠因为过度补水从血液中流失时，你就会患上低钠血症，身体处于危险境地。最终，低钠血症会造成大脑过度肿胀，引发癫痫、昏迷甚至死亡。

我们大多数人不必担心低钠血症。但是，如果你是运动员，并且患有腹泻，或者甲状腺功能减退、心脏病、肾上腺功能不全等疾病，小心谨慎大有好处。监控你的水分摄入量，在腹泻后或长时间运动期间摄入添加了矿物质的饮料，并咨询医生如何让身体中的钠含量保持在稳定状态。

为何水质对健脑如此重要

我们的大脑中有 75% 是水，而不是 75% 的苏打水或无糖苏打水、果汁、牛奶、咖啡、冰茶、葡萄酒、啤酒。为大脑补水，水是首选也是最理想的选择。因为大脑没有办法储存水，就需要持续不断地摄入水分补充大脑。

不过，饮水类型很重要。我们先从自来水说起。美国公用给水中大多含有一些污染物质，这些污染物质影响到我们健康的根本，包括认知功能等。自来水中已发现含有铅、砷、汞、肥料、农药、处方药物等有毒污染物质，甚至还含有铀等有害放射性物质。根据自然资源保护委员会最近的一项研究，公用给水的主要污染物中消毒剂、铅、铜和氯仿位居前列，含量已经超过了美国国家环境保护局的规定。

自来水中氯的浓度可不小，公用事业公司会添加些氯来杀死细菌和其他细菌。如果你每天饮用自来水，用自来水烹饪和洗涮，接触到的氯积少成多，就会损伤中枢神经系统，增加患上癌症、肾脏疾病和过敏性皮肤的风险。自来水中还含有氟化物，在帮助我们防止蛀牙的同时，也会阻碍大脑发育，影响脑功能。

可是很遗憾，瓶装水跟自来水就是半斤八两。自来水中含有的致癌化学物质、毒素和处方药物，瓶装水中全部都有，往往含量还要更高。究其原因就是瓶装水的安全法规标准不如公共饮用水那么严格。虽然美国国家环境保护局频繁对自来水进行监控和检测，但瓶装水因为受美国食品药品管理局监督，不但不需要实验室测试，甚至连违规也不需要报告。因此，我们只要在线查找公共测试信息，自来水中的成分就一清二楚，但除非制造商自己愿意对瓶装水进行独立检测并披露相关数据，不然的话我们对瓶装水的情况将一无所知。

塑料瓶本身也有问题。即使没有经受高温或者阳光直射，塑料瓶也会析出塑料颗粒和双酚A等有害雌激素溶解到水中。这些雌激素反过头来损伤脑细胞，干扰记忆，并导致情绪障碍。根据研究，不含双酚A的瓶子也没有好到哪去，仍然会溶解出雌激素释放到水里。更加棘手的是，美国人曾经一度因为塑料瓶的缘故对瓶装水欲罢不能，而现在又因为这些塑料瓶所造成的不可降解废物和其他生态隐患而头疼不已。

因为这种种原因，我只喝过滤水，在家用玻璃杯喝，外出时用不锈钢杯。研究表明，只要记得经常更换滤芯或者定期做必要保养，净化器或过滤系统去除众多常见污染物质的效果卓越。

想要找到适合的产品，我建议首先上网或打电话给自来水公司索取年度消费者信心报告，搞清楚自家自来水的成分，再去寻找对应自来水中特定有害化合物的过滤器或净化器。如果不知如何选择过滤器想要寻求帮助的话，可自行前去美国国家卫生基金会网站查询。这是一家独立公司，负责测试和分析水过滤器等消费品。无论要购买什么产品，一定要确保该产品有美国国家卫生基金会或水质协会颁发的安全性和有效性认证标识。

我个人会购买经过纳米净水器处理过的水，这可是笔不小的开支。但是，这种净水器能够过滤极其微小的纳米颗粒，这一点大多数家用系统都做不到。此外，这种净化器还能制造高氧水，含氧量的确比普通水高不少。

选用非气泡水，大脑更健康

天然气泡水现在颇受欢迎，但我还是建议能避免饮用则避免。因为天然气泡水属于碳酸饮料，偏酸性，这使得饮用碱化水变得毫无意义。碳酸饮料还有可能导致胃灼热、胀气和腹胀。

益于大脑的首选饮品：水

认识我的人都知道我对于自己要喝的水极其执着。在我看来，最好水就是经过过滤的纯净水，不含污染物质，稍微偏碱性而不是酸性。这意味着它的酸碱值比自来水更高。碱性更强的食物和饮料有助于中和血液中的酸性物质。尽管缺乏确凿证据，但是许多全面医疗保健行业专家认为，体内酸性越低，患病风险就越低。研究还表明，饮用碱化水的动物寿命更长。

如果不喜欢饮用最简单的白水，简单易行的办法就是给水里挤些柠檬汁。这就给水里加入了维生素 C 和植物营养素，将由氢和氧组成的普通水转化为活水，更好地为身体和大脑提供能量。每当外出时，在餐馆或任何不能确定水质的地方，我都会请求往水里挤些柠檬汁。虽然只加了一点柠檬汁，水中的养分却得到提升。如果不喜欢柠檬，可以添加其他水果或蔬菜，比如橙子、西瓜、覆盆子、黄瓜，甚至一小根薄荷，不但能够提升口感，水里还多了些新鲜的营养精华。

助力大脑的三大饮品

水是身体首选的补水之法，但仅凭这一点，并不能说明除了饮水，别无他选。虽然大多数饮料含有糖、人造甜味剂或其他食品添加剂，但也恰巧有少数饮料对大脑极为有益。以下是我最喜欢的三种饮品。

·椰子水

椰子水可以被当成天然运动饮料。这种饮料天然存在于椰子中，含有矿物质，没有市场上销售的诸多运动饮料所含的合成糖、人工色素等食品添加剂。

椰子水还含有维生素 C 等抗氧化物，有助于抑制氧化应激。研究表明，椰子水还可以降低血糖、血压以及胆固醇和甘油三酯。我个人觉得椰子水的味道清爽至极，无须任何糖或人造甜味剂帮助，就能改善口感。

·茶

我时常喝茶。我不仅喜欢它的味道，我还发现泡茶和饮茶让人极其放松，这可能就是几个世纪以来在亚洲的部分地区人们养成喝茶习惯的原因。我最喜欢的茶是有机绿茶、薄荷茶以及无咖啡因肉桂香料红茶。

茶也能为大脑带来惊人的好处。根据最近的研究，喝绿茶、红茶和乌龙茶能够减少高达 50% 的认知衰退概率。其他研究表明，绿茶可以减轻焦虑，增强记忆力，磨炼注意力，整体改善大脑功能和连通性。每天只喝半杯绿茶能够降低罹患痴呆和抑郁症的风险，大幅减少身体生成应激激素皮质醇。事实上，研究表明，经常喝绿茶的人可以降低高达 21% 的罹患抑郁症风险。研究表明，这样的减压效果需要每周做 2.5 小时的运动才能达到。

茶之所以能够为认知功能带来如此神奇的效用，部分应该归功于表没食子儿茶素没食子酸酯，这种抗氧化物主要存在于绿茶中，红茶、白茶和乌龙茶中也有。表没食子儿茶素没食子酸酯有助于保护细胞免受氧化应激影响，抑制炎症，并经证明能够制造引发放松和警觉的脑电波。由于这些原因，茶，特别是绿茶，已被证明有助于预防各种疾病，包括癌症、心脏病、糖尿病、肥胖症和阿尔茨海默病等神经退行性疾病。

绿茶、红茶、白茶和乌龙茶还含有 L- 茶氨酸，这是一种有助于放松中枢神经系统的氨基酸。尽管这些茶的咖啡因含量远少于咖啡，但是他们的确含有少量的咖啡因，这有助于提高警觉性并改善情绪。

根据研究，药草茶也能保护大脑，帮助大脑摆脱阿尔茨海默病等神经退行性疾病。为了让健康最大受益，切勿在药草茶中添加牛奶、糖或人造甜味剂。

· 果蔬汁

我爱喝果蔬汁，无论如何每天都要喝一杯。即使在旅行中，也得劳动未婚夫马克去弄一杯。制作果蔬汁需要使用榨汁机压榨整个新鲜绿色蔬菜，因此果蔬汁中富含维生素、矿物质、抗氧化物、酶和营养物质，营养价值极其高。果蔬汁中还含有大量叶绿素，这种赋予植物绿颜色的色素促进血液排毒，增加血液氧含量，减少炎症。

一模一样的绿色蔬菜，经榨汁机榨出的果蔬汁中的微量营养素能够更好地为身体所吸收，而未经榨汁的蔬菜则不行。这是因为将蔬菜压榨出果蔬汁会破坏细胞壁，分解淀粉，这样营养就更容易被身体所吸收。此外，果蔬汁中不含膳食纤维。膳食纤维会锁住微量营养素，致使微量营养素通过消化道时不能够被肠胃吸收。

果蔬汁不能替代绿色蔬菜。但是如果想要享用些可口、补水和超级健康的美味时，果蔬汁是个不错的选择。

我每天至少喝16盎司的果蔬汁，都是在家用榨汁机亲自制作的。自己喜欢的所有绿色蔬菜都可以做榨汁食材，包括羽衣甘蓝、芹菜、菠菜、瑞士甜菜、芝麻菜、西蓝花、小麦草、欧芹、黄瓜和卷心菜等。虽然我主要用蔬菜榨汁，但也会添加一份水果，包括蓝莓、覆盆子、草莓、杧果、菠萝、桃子、梨以及苹果等。下面是一些榨汁技巧：

· 果汁中绿色蔬菜的用量一定要超过水果，因为水果含糖量高、热量高。

· 榨完果汁后 30 分钟内饮用，以防止果汁接触氧气造成营养损失。

· 榨汁前清洗所有水果蔬菜，只使用有机水果和蔬菜，以确保果蔬汁中不含农药和其他毒素。

· 轮换使用各种水果和蔬菜，最大程度摄取各种不同微量营养素。

· 买台榨汁机。使用搅拌机当然可以，只是膳食纤维和果肉泥、蔬菜泥却无法去除，所以制作出来的就是果蔬泥浆，而不是果蔬汁。

· 在咖啡馆购买果蔬汁时，确保每杯都是新鲜压榨，并且没有添加糖、甜味剂等食品添加剂。

榨汁机只要自己用着趁手，什么型号都可以。以下是我最喜欢的两种果蔬汁配方，你可以在家里尝试一下。

早晨补水提神果蔬汁：我每天早上运动前都喝这个果蔬汁。在家制作时，选用 4 到 5 根西芹、半根或整根去皮黄瓜、半杯意大利欧芹、半杯嫩叶菠菜、2~3 片红羽衣甘蓝或太平洋甘蓝榨汁。如果想让果蔬汁带点甜味，可以再加入半个或整个青苹果。添加半杯香菜，果蔬汁的排毒营养素就丰富。

午后提振果蔬汁：这款果蔬汁是早间提神版本的缩略版

本，适用于四处奔波，需要快速、便捷提振能量的下午。在家制作时，选用6到7根西芹、2到3片红羽衣甘蓝或太平洋甘蓝、1整个西洋梨。

关于咖啡的真相

我们在喝完一杯咖啡之后，更加清醒、思维更敏捷，原因就在于咖啡中的咖啡因。咖啡因导致血压升高、心率加速，促使应激激素分泌，激活肾上腺系统，刺激中枢神经系统。身体和大脑难以承受这些重负，咖啡因因此造成身体内在应激和焦虑增加。

虽然很喜欢咖啡的抗氧化功效，但如果一整天都在喝咖啡，就会不断刺激身体的应激反应和中枢神经系统。身体和大脑长时间处于高度戒备状态，久而久之，会导致脑血循环变差、灰质萎缩、神经发生减少、执行功能和记忆力下降。

咖啡会扰乱大脑最不可或缺的一样东西：睡眠。有证据表明，即使限制自己只在早上喝咖啡，睡眠周期依然会被扰乱。研究表明，喝咖啡的人比完全不喝咖啡的人更易疲劳，其中一个原因就在于此。

烘焙咖啡会产生丙烯酰胺。丙烯酰胺这种化学物质浓度一高就会影响神经系统。咖啡还能够阻断镁的吸收，镁这种矿物质对脑健康至关重要，但是许多人都缺乏。

如果有患者告诉我需要一杯咖啡才能唤醒，那么我会提议我们先查看一下身体在其他方面有没有漏洞要补，比如饮食、水摄入量、运动和营养缺乏。大多数患者都会反馈说他们改掉了清早起来喝一大杯咖啡的习惯，以一大杯水取而代之，时间一久，表现更出色，思维更敏捷。

我最喜欢的咖啡替代品：多种香料茶

每当想喝些能够刺激大脑且美味可口的热饮时，我都会饮用这种保健康的圣水。它富含有益大脑的矿物质，尝起来像印度茶。

制作方法：先烧一杯开水。水开后从火上移走，往开水里加入 2 茶匙无糖有机椰子粉、1 滴管液体微量矿物质、1 茶匙白桦茸提取物粉、1 茶匙的太阳食品旗下的黄金奶超级配方（非必需）。加入姜黄、肉桂、生姜、豆蔻和 / 或黑胡椒完全可以替代太阳食品旗下超级配方。想要饮料甜些的话，可以添加几滴甜叶菊液。

美国职业橄榄球联盟的故事：放弃咖啡如何让美国职业橄榄球联盟名人堂球员头脑更清醒

埃德·怀特（Ed White）是圣地亚哥充电器队和明尼苏达维京人队的前名人堂进攻后卫，他 62 岁时来找我做脑部健康评估兼看诊。埃德在联盟打球 17 年，期间赢得了无数次分区冠军，四次参加明星赛，打过"超级碗"年度冠军赛，埃德很担心自己的脑健康，害怕自己没有以前那么敏锐。

像许多接受我诊治的球员一样，埃德对自己喝什么东西不怎么在意，甚至可以说毫不在意，他也不关心所喝的东西会对大脑有什么影响。坐在一起之后交流之后，我很快意识到这位前橄榄球明星白水喝得实在太少，但含咖啡因和含糖饮料却喝得过多。埃德告诉我，他经常每天喝 4 杯咖啡，也承认这么喝也没有觉得自己有多健康。他还说自己只在口渴的时候才喝水，一有机会就爱喝苏打水。

我给埃德全面透彻地解释了咖啡是如何操控他的中枢神经系统并影响着他的认知健康。他对改变饮水习惯挽救自己的大脑没有任何异议，很快就积极配合做出改变。他决定摆脱对咖啡的依赖，从每天 4 杯减到 1 杯，他现在还自己亲自操刀，把这杯咖啡煮成半普通半无咖啡因的。

　　摆脱了对咖啡的依赖之后，埃德开始喝茶。因为他喜欢咖啡的味道和冲煮过程，我认为他会更乐于喝茶，因为这两者有很多相似之处，都有多样的浓郁味道，都要借助林林总总的调配组合以及泡制手法才能成就一杯完美的饮品。埃德喜欢上了茶，并开始喝绿茶和混合药草茶，如橙子茶。为此，他甚至买了一个茶壶来泡散装茶叶，这样就能泡出新鲜的、香味十足的茶汤。

　　与此同时，埃德还戒掉了苏打水。他入手了一个40盎司的不锈钢瓶，往里面灌满冰块和过滤水，无论走到哪里都随身携带，甚至在家里只是去到另一个房间也带着。这样，一天从早到晚能喝完好几瓶水。他还把不锈钢瓶放在床边，以便晚上醒来时也能补充水。

　　新习惯再搭配上我们对他的饮食、运动和营养剂补充方案略微进行的调整，仅仅几周内就帮助埃德改善了大脑功能。虽然戒掉咖啡一开始很艰难，但他很快意识到喝咖啡更多只是一种习惯而不是需求，他开始注意到，离开了咖啡头脑反倒更加清醒，也不那么紧张不安了。此外，他更喜欢喝绿茶带来的细水长流的能量。

　　更重要的是，增加饮水量之后，埃德感觉整个精神上更敏锐、更专注、更健康。因为补水充分，他每天在所居住的山林里散步一个小时的时候，体力更加充沛。他说充足的水分摄入很好地抑制住了自己的食欲，也让他能够更专注于艺术作品创作，有了充沛的精力能够含饴弄孙。

克里斯汀的提示：许多人很难戒掉咖啡，因为已经习惯了清晨喝杯咖啡或者在上班途中去买杯拿铁，这种习惯已经根深蒂固了。所以要像埃德一样，以饮茶习惯来替代之前饮用咖啡的习惯，完成顺利过渡。

第七章

压力来袭

Chapter 7

实际上，我们每个人都有压力。全美国超过 80% 的人每天都要应对压力，因此论及全球压力最大的国家，美国必定占有一席之地。然而，一般压力与慢性压力又大相径庭。

一般压力下，大脑就像一辆爆了胎的汽车，而慢性压力下，大脑就像在汽车交流发电机损毁、燃油量不足、正时皮带磨损或断裂的情况下，还依然驾驶汽车横穿全国。这种情况下，发动机爆炸只是时间问题。从认知的角度来看，压力会杀死神经元，造成灰质萎缩，摧毁人清晰思考的能力，并显著增加罹患增龄性衰退、痴呆和阿尔茨海默病的风险。

我承认自己是一个非常焦虑的人，从孩童时期起就一直如此。5 岁的时候，我患上了拔毛癖这种神经紊乱性疾病，并开始抽风似的拔头发，试图缓解自己的紧张情绪。我母亲为此很发愁，她的小女儿满头金色秀发，然而秀发间却出现了不寻常的斑秃，人们盯着看个不停的时候，她会格外担忧。

虽然我最终摆脱了那种焦虑所导致的行为，但上研究生院的时候，我的焦虑程度又加剧了，繁重的学业和长时间在实验室里的忙碌严重地扰乱了我的作息时间。我试图通过运动来应对压力，的确很快得到了些缓解，但我还是患上下肢不宁综合征，晚上踢腿、腿抽搐，睡觉时磨牙。我开始尝试各种方法来减压，每周针灸、长时间的冥想习练都尝试了一番，在添加了这些辅助治疗之后，我觉得自己的状态好极了。

在阿门诊所工作以后，做了第一次脑部扫描，我非常激动想看到扫描结果，因为我一直坚持着健脑锻炼这个让我引以为豪的好习惯。我当然知道自己有些时候会因为压力而焦虑，但是我饮食健康，每天锻炼，并服用高品质营养补充剂为大脑提供助力。即便如此，大脑中负责压力的区域还是显示出大片的脑电活动，这实在让我吃惊不已。为了减轻压力，我开始每周做几次瑜伽，并制订了一套旨在减轻焦虑的营养补充方案。

这一切都表明：尽管按照"健脑餐指南"来安排一日三餐，每天锻炼，服用我推荐过的每一种补充剂，持续补充水分，但是一旦处于较大的压力之下，这些原本很灵验的措施，还是不能够有效地改善大脑机能及健康。

正如在第一章中所了解到的，压力会损害脑血循环，阻碍神经发生（新脑细胞的生长），并导致神经元过度激活，这种状况长期持续的话，新的神经通路就会产生，干扰认知功能。压力过大也会导致大脑的海马体萎缩，使记忆形成和回忆受限，同时增加与杏仁核（大脑中与情绪处理相关的区域）的连接强度，导致我们更易于恐惧和焦虑。同样，这些变化会持续很长时间，随着时间的推移，致使我们逐渐无法清晰思考、解决问题、做出明智决策，无法保持专注、快乐和健康。

压力不仅仅是我们在精神和情绪层面上的感受。慢性疾病，例如糖尿病、关节炎和高血压等，以及过量糖摄入、睡眠严重不足、缺乏锻炼和水分摄入量不足等不健康习惯，都会引发压力。不仅如此，除了食物和水中的毒素外，我们每个人都面临着大气污染和放射性物质导致的环境压力。

尽管无法从源头上扼制一切引发压力的因素，但是只要尽全力，通过获得充足的睡眠以及按照特定治疗方案进行习练，如做瑜伽、冥想和深呼吸等，完全能够有效地舒缓压力。

睡眠显身手：改善大脑实际需要的时间

99% 的情况下通常只需几秒我就能够随时随地进入梦乡。我能够趴在桌子上小睡片刻，也能够在飞机上和汽车的副驾驶座上酣然大睡，我还能够躺在沙发上安然入睡。我甚至看着《终结者》（*Terminator*）电影竟然就睡着了！这些听着很有趣，但也说明了我的大脑说停就能停。

然而，在另外 1% 的情况下我根本无法入睡。不再是一眨眼的工夫就睡着，相反，我整晚辗转难眠，甚至连片刻打个瞌睡都不曾有。这完全背离了我的常态，但是有规律可循：每当次日有让我压力倍增的大事件的时候，比如一场大型演讲，这种情况就会一再重现。

如果实在睡不着，我并不会自己跟自己过不去，这样只能使我更加无法入睡。相反，我会试着去关注那些能让身体放松下来的事，让身体些许地休息一下。我闭着眼睛待在床上，不开灯，不看书，不看电视也不看手机。如果可以的话，我会试着一边做冥想或者专注于放松身体，一边放空大脑。之所以这么做，我就是在自我暗示，即使大脑没有进入更深层次的放松状态，没有获得必要的休息，自己也能够让它"睡着"，这对身体是有好处的。

尽管做了这么一番努力，然而经过一夜无眠之后，次日我往往脑子不清，抓耳挠腮没有思路，动不动就发火，连说话的音调也变了许多。正常情况下我是个乐天派，但是当我经历了睡眠不佳的状况后，要让我豁达、乐观地看待周边一切难乎其难。

尽管大脑永远不会关门歇业，睡眠却是为大脑提供了绝无仅有的机会进行自我充电和修复。睡眠中，脑脊液流量增大，冲刷带走有害毒素和废物令它们无法积聚起来。这些废物中就包括 β-淀粉样蛋白，阿尔茨海默病病患的脑部就堆积着这种蛋白，正是因为这些废物过度积聚，研究人员才把导致睡眠障碍的罪魁祸首指向了阿尔茨海默病。

我们入睡之后，大脑还会把短期记忆和白天所学新知识整合为长期记忆。这就是为什么你会发现，如果睡眠不足，刚刚知晓的人和事一觉醒来就已经忘得一干二净。因此，研究表明即便只是美美地睡了一晚、甚至小憩片刻之后，记忆测试中的表现明显更加优秀。根据研究，睡觉多的学生成绩更出色。

睡眠同样对于执行功能，也就是规划、做出正确决策、保持条理和专注的能力至关重要。睡眠不足导致在犯错时依然执迷不悟，无法做出正确的决定。有了充足的睡眠，我们才能进行深层次的思考，才会灵光乍现，把得随时冒出的念头转化为振奋人心的新项目和价值数百万美元的商机。

睡眠不足的话，大脑的某些区域就会异常活跃，生出新的神经通路，削弱思维能力、注意力和认知效率。睡眠不足 7 小时则导致压力和焦虑增加 30%，患抑郁症的风险比休息充足的人高出 10 倍。有些睡眠研究专家甚至表示，如果我们每个晚上都能多睡哪怕 60 到 90 分钟，人间都会更美好。

显然，睡眠不足不仅仅影响大脑。睡眠时间太少会导致发胖和高血压，此外，小到长皱纹、普通感冒，大到致命车祸、心脏病、癌症、糖尿病和早逝等，各种问题接二连三，防不胜防。

那么，人们到底需要多少睡眠呢？美国的权威卫生机构建议每晚至少 7 小时，但是因为运动量、生活习惯及健康需求的差异，有些人可能得睡够 9 小时。

我们都听说功成名就的首席执行官或者成就斐然的总裁每晚只睡 4 个小时的美谈。但 4 小时睡眠神话也仅仅只是神话。有一点需要预先声明：全世界现在已知的短睡眠者所占比例微乎其微，由于罕见的基因突变，这些短睡眠者能够做到每晚睡眠时间不到 6 个小时早晨醒来后仍然精神百倍。然而，短睡眠者仅占总人口的 1%~3%。

虽然短睡眠者屈指可数，但是我们当中的长期睡眠不足的人却多如牛毛。40% 的美国人平均睡眠时间少于 7 小时。而且，大多数人对自己真正的睡眠时间估计过高，而最缺乏睡眠的人夸大自己的睡眠时间的可能性也最大。这是因为睡眠不足损害判断力的各个方面，其中就包括自我评估的能力。

每晚至少睡 7 小时的 6 种方法

1. **制订睡眠作息时间**。要增加睡眠时间、提高睡眠质量，其中一个最好的方法就是每天在同一时间睡觉和起床，周末也不例外。这么做能够重置体内的生物钟，让身体每晚在同一时间感到困乏，得到提示应该准备睡觉了。

2. **调低体温**。身体会降低核心体温来帮助入眠，因此调低恒温器或打开窗户有助于加快入睡进程。有利于睡眠的最理想室温为 60~67 华氏度（或 15 到 19 摄氏度）。

3. **放下手机、平板电脑、电视和笔记本电脑**。这样的建议听起来耳熟，但这丝毫不妨碍人们在熄灯前甚至熄灯后依旧盯着手机看。但是，智能手机、笔记本电脑、台式电脑、平板电脑和电视发出的蓝光无一例外地刺激着大脑，让人无法入睡。与其这样，不如在睡觉前至少 1.5 小时对自己的科技产品道晚安。如果无法承诺这一点，那就入手防蓝光眼镜或使用能够过滤蓝光的应用程序。

4. **培养良好的睡前习惯**。在我家，我们每天晚上 8 点左右调暗灯光，向身体发出制造褪黑激素的信号。晚上 9 点 30 分左右，我会带着家里的救援犬奥斯卡出去最后遛一圈。然后，刷牙、洗脸，带本好书爬上床，看几分钟书，然后关灯。

5. **睡前 3 小时不再吃东西**。吃晚餐或吃零食的时间如果离就寝时间太近，往往导致消化不良、长时间无法入睡。

6. **使用含有改善睡眠成分的产品洗澡**。每当觉得自己难以入睡时，我就会用泻盐泡个热水澡。泻盐溶解时，释放出镁，穿透皮肤，肌肉和神经都得到安抚和放松。研究表明，在浴缸中加入几滴薰衣草精油也能够促进睡眠。

睡眠呼吸暂停症：大脑的隐藏杀手

睡眠呼吸暂停症会导致人们在睡眠过程中呼吸中断，大脑因此无法获得足够氧气。在美国大约 2500 万人深受这种疾病影响，也就是每 12 人中就有 1 人患睡眠呼吸暂停综合征。这些患者患上认知功能障碍、痴呆和阿尔茨海默病的概率显著增加。病状表现为打鼾声响亮，醒来时呼吸困难、大口喘气，早上喉咙干、痛，白天困倦嗜睡。如果怀疑自己患睡眠呼吸暂停综合征，尽快找医生看病。经过诊治，能够迅速改善认知功能，远离大脑衰退和其他病症。

克里斯蒂的故事：练习对于重塑大脑的重要性

你可能还记得第一章中提到的克里斯蒂。她外表看起来平和宁静，但她的大脑图像显示出的情况可是迥然不同。尽管克里斯蒂性格恬静，但她的扫描显示，大脑负责焦虑的区域过度活跃。这种情况不只影响到她的大脑，最近她还被诊断出患有溃疡性结肠炎，这些正好说明身心联系对她的肠道影响非常大。

克里斯蒂的故事中有个极其重要的部分我们在第一章中并没有提及，那就是她糟糕的睡眠习惯。她不仅难以入睡，还始终无法熟睡，最多睡 6 小时就再也睡不着了。每次起床都觉得身体疲惫，精神萎靡，可是大脑却异常活跃。

我要求克里斯蒂固定一个作息时间表并且持之以恒。于是她选择尝试晚上 10 点上床睡觉，第二天早上 7 点起床。从此，克里斯蒂不再每天熬到实在坚持不住再休息，相反，每天晚上 9 点左右她就开始着手准备，调暗灯光，关掉手机，借助薰衣草等精油放松大脑，在上床前 30 分钟服用镁和 γ-氨基丁酸。此外，她还服用益生菌为肠道提供助力。这一套做法行之有效，她的睡眠时间和质量明显改善，每晚有助于身体修复的睡眠时间平均达到 7 小时。

成功地把克里斯蒂的睡眠状况拉回正轨之后，我立刻建议更进一步：通过冥想和呼吸疗法来调理日常生活中的压力。每当陷入不堪重负的困境，克里斯蒂就会开始深长地呼吸，引气至腹部，着重正面肯定自己，比如"我很平静"。通过这种练习，配合冥想和瑜伽，让她感觉到一切压力尽在自己掌控中。

时至今日，克里斯蒂仍然坚持习练瑜伽、冥想以及深呼吸。她说自己更具奇思妙想，遇到问题，不会为其所困，反倒是总能找到对症的办法。她认为，这就像有人掀开茶壶壶盖，释放出蒸汽，她所有的消极情绪、不安和焦虑都通通得到宣泄。

克里斯汀的提示：只要时间允许，克里斯蒂就在户外习练瑜伽和冥想，更进一步缓解压力。研究表明，无论练习冥想、瑜伽还是深呼吸，只要在大自然中待 20 分钟，大脑明显更加宁静。

让头脑更冷静、更聪明的 3 种训练方法

为了更好地长时间调控压力，需要找到一种可以为大脑功能和结构带来变化的活动。根据研究，冥想、瑜伽和深呼吸都有助于重新铺设大脑的神经网络，所以是具有长效的解决之道。即使一周只做几次其中任何一项，都会对大脑产生重大影响。

·冥想

没有尝试过冥想的人一开始都对它心存疑虑，而我最初完全是好奇心驱使。像许多善于逻辑思考及擅长线性思考的人一样，我认为冥想就是莲花式盘坐之后，闭上双眼什么都不想。不过，我花了几年时间找到了一套自己的冥想习练方法，研读了冥想对脑功能影响方面的研究，在这之后，我对冥想在优化大脑功能方面所能发挥的作用有了全新的认识。

冥想的定义很宽泛，关于如何练习派别众多。就个人而言，我把冥想定义为花一点时间静坐，全面清理身体，通过习练让自己进入正念，完全专注于眼前、当下。对许多人来说，这就是找到一个安静空间，独自身处其中，专注于呼吸和身体。脑子里涌现出各种念头，非但不逐一仔细琢磨，相反，承认这些念头的存在，然后接着关注呼吸。这就是通常所说的正念冥想。

正念冥想如何改变大脑？如果每天练习，脑电波状态就会发生变换，从警觉、专注、清醒状态（β 脑电波）转换为更安静、更放松的休息状态（α 脑电波）。研究表明，练习几周或几个月之后，冥想会增加大脑的记忆中枢 – 海马体的灰质，有助于更好地调节情绪。冥想还能导致大脑的恐惧中枢 –杏仁核体积缩减，能够清楚地察觉到身体压力和精神焦虑缓解。

有趣的是，练习正念冥想还能够抑制了大脑中负责自我参照思维的区域的活动。自我参照思维倾向于将所有事件无论大小都与自己联系起来，导致忧虑和焦虑加重。但冥想在大脑中创建新通路，从而限制了这种心智游移行为。它还有助于显著降低应激激素皮质醇和一些炎症指标。

根据研究，仅仅练过两个月冥想之后，压力和焦虑就会明显减轻，即使之后三年不再习练，效果依然持续。冥想让我们更聪明、思维更清晰、注意力更集中、决策更恰当。最后，冥想有助于治愈许多身体疾病，包括高血压和慢性疼痛等，降低罹患阿尔茨海默病和其他神经退行性疾病的风险。

如何练：拿出 5 到 20 分钟的时间，躲到一个安静的地方，远离社交、听觉及视觉干扰，闭上眼睛坐好。专注于呼吸，缓慢地吸气和呼气。如果有思绪分散注意力，不要烦恼。接受就好，然后继续关注呼吸，在每次呼气时释放出负面的想法和情绪。

倘若才开始练冥想的时候感觉不适，不要担心。多些耐心，坚持多试几次直到下决心练习为止。还可以下载"冥想空间"等冥想类应用程序获得相应指导。这些应用程序通常免费或者费用低廉，许多新的冥想习练者在各种应用程序的帮助下都有不错的收获。

适合习练的人：如果静坐几分钟听着像在度长假，如果珍惜自己独处的时光，如果觉得无法摆脱各种纷扰，那就试试冥想吧！

美国国家橄榄球联盟的故事：65 岁的名人堂明星如何通过冥想来缓解压力

克林顿·琼斯（Clinton Jones）曾经是密歇根州的名人堂跑卫，获得过海斯曼奖杯提名，在首轮选秀中被明尼苏达维京人队选中，职业生涯七年，大多时候都在为这支队伍效力。我们见面的时候，距离他上次在"超级碗"赛场打比赛的日子已经非常遥远。那时，他 65 岁，是一名脊椎正骨推拿师，所承受的压力与作橄榄球运动员时截然不同。有时，工作和生活的压力让他感到焦虑和混乱，就像沉船上的老鼠，看不到一根浮木。他睡眠状况也不好，平均每晚仅睡 4 到 6 小时，还时常在夜里醒过来。

听完克林顿讲述自己的睡眠习惯后，我们怀疑他患有睡眠呼吸暂停症，建议他做个检查。和在我们诊所里接受过治疗的许多橄榄球运动员一样，检查结果确诊，于是我们建议他接受持续气道正压通气设备的治疗。

睡得更久、更深对克林顿来说的确非常有效，但接下来就要想办法帮助他调节压力。多年来，他一直对冥想兴趣盎然，所以我建议他加倍努力，再配合呼吸练习，做这么多都是为了改善他的认知健康状况。

克林顿听从了我的建议，每天做冥想，有时一天两次，这么努力完全超出我的想象。他找到了适用于自己的冥想习练方法，例如：凝视着曼陀罗等可视对象，大声唱诵。佛教、印度教文化中经常用到曼陀罗元素。

克林顿的习练效果非常振奋人心。这位 65 岁的前职业运动员，每天冥想长达两个小时。他的付出带来的改变立竿见影，他的承压水平、睡眠模式，最重要的是，他对人生大事的看法都为之改变。以前曾经困扰他几天甚至几周的负面情绪，现在很快就成过眼云烟，因为无论他在冥想时候还是其他时间，他的觉知变得更加强大。

如今克林顿每天早晚至少冥想 1 小时。他告诉我，习练冥想让他在生理上、心理上、情绪上保持平衡，没有冥想的话，他活不到现在。他认为身体里每一个细胞的脱胎换骨，拥有比之前奉献在橄榄球场上所有岁月都更大的勇气和力量，都是冥想所赐。

克里斯汀的提示：人们对于冥想有许多成见和误解。其实为数众多的出色的首席执行官、政治家、名人、运动员，包括职业橄榄球运动员在内，都在习练冥想。和克林顿一样，你要找到适合自己的冥想练习，抱持开放的心态愿意尝试。

· 瑜伽

看到自己的第一次脑部扫描结果之后，我十分惊讶自己所承受的压力对大脑竟然有如此大的影响，于是我开始在早晨上班前去上流瑜伽课程。每周几次 60~90 分钟的练习之后，我发现自己开始了解活在当下的真正含义，专注于自己的身体而不是脑海中万千纷乱的思绪。我不再为工作、通勤、父亲、爱情生活或者其他乱七八糟的事情而烦心，而是专心地学习各种瑜伽体式，并尽我所能地去完成。我喜欢瑜伽，还因为这是一种温和的伸展锻炼，我的身体迫切需要它来抵消跑步带来的影响。

与冥想相似，在做瑜伽的过程中，大脑灰质增加、大脑杏仁核减小，在之后的几天里这种效果依然持续。瑜伽能够刺激产生 γ – 氨基丁酸，帮助缓解焦虑，这可不止因为瑜伽能够让人放松这么简单。根据一项研究，上 1 小时的瑜伽课能够让人

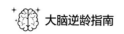

体内的 γ- 氨基丁酸增加了 27%，而花同样时间安静地阅读却对神经递质没有丝毫影响。瑜伽还能降低皮质醇，增加 5- 羟色胺、多巴胺和其他感觉良好的激素。它能降低大脑额叶的活跃度，被视作我们的认知控制面板。瑜伽还能促进脑源性神经营养因子产生，这种蛋白质与神经发生有关，关系到成年人的大脑生成更多脑细胞的能力。

如何练：才开始练瑜伽的时候，最简单的方法是找到一个有资质的瑜伽教练或工作室，上一些课试试。瑜伽也是许多健身房和健康中心为普通会员提供的会员服务。瑜伽的类型有几十种，不尽相同。各个课程的时长和难度也都参差不齐，所以一定要找符合自己时间、程度的课程。如果你既不上瑜伽私教课，也不想上大班课，那么还有数百个应用程序和在线课程能够提供全程进行指导，让你随时随地都可以练瑜伽。

适合习练的人：如果你动一动身体就感觉更加放松，如果把全部注意力都放在习练特定的体式上让你平静，或者如果你喜欢瑜伽大班课所具有的群体属性，那么试试瑜伽吧！

· 深呼吸

我之所以喜欢深呼吸，是因为可以随时随地练习，而且效果立竿见影。研究表明，它能在几秒内降低皮质醇水平，同时降低血压和心率。这表明它可以让人在危机状况下迅速地冷静下来。深呼吸，也称为横膈膜呼吸和腹式呼吸，已经被用来治疗恐惧症、晕动病、创伤后应激障碍和其他应激性情绪障碍。

每当我因为什么事情而焦虑不安的时候或者需要立即平静下来的时候，我都会做深呼吸。对我来说，深呼吸能够拨动开关，让我的脑电活动全部停摆。

如何练： 一只手放在腹部位置，另一只手放在心脏位置。用鼻子深长地吸气，鼓起腹部，在心里数到 8，然后屏息，数到 4。用嘴缓慢地呼气，数到 8。如果你感觉数到 8 过于吃力，那么把吸气和呼气时间都减少数到 6。重复 5~10 次。闭上眼睛做也可以，有些人觉得这样更放松。

适合习练的人： 如果你因为面试、搭乘飞机旅行或公开演讲等事情感到焦虑，想要立即缓解压力，或者如果你想缓解焦虑情绪，无论身处何种情境，例如开车、在商店排队、与爱人吵架等，那么试试深呼吸吧！

为什么要花钱做按摩：对身体和大脑的自我护理

我总是弓腰驼背地窝在显微镜或电脑前，这个姿势相信许多上班族都能心领神会。虽然久坐的坏处多，尤其坐姿不良时更是数不胜数。其中，不正确的坐姿所导致的肩颈部肌肉紧张对大脑的伤害最大，因为肩颈部肌肉紧绷就会导致血管收缩，输向大脑的血液和氧气随之减少，出现头痛、脑雾和其他认知问题。

按摩可以缓解久坐带来的紧张，同时降低皮质醇，舒缓交感神经系统。此外，美好的按摩享受能够降低血压、心率和皮质醇，提高内啡肽和 5- 羟色胺的水平，而且无论你在什么时候做的按摩，都能够在夜里睡得更香甜。

如果你觉得负担不起按摩费用，告诉你个好消息：我最喜欢去按摩的地方就在我家的拐角处的按摩店，每次只要 25 美元，这可比大多数人每周买咖啡的钱还要少。想找到离家近又经济实惠的按摩师，可以让朋友、同事或家庭医生推荐，也可以在线访问 Yelp（美国大众点评网）等社区评论网站。记住，完全没有必要每周做按摩，如果你知道自己即将承受巨大压力，可以每月安排一次。

12 种其他有助于解压和放松的神奇方法

下面是一些我最喜欢的让大脑平静的方法。

1. **慢跑。** 跑步是我最喜欢的动态冥想形式。它帮我整理纷乱的思绪，获得平和的心境。

2. **花时间与动物待在一起。** 忘掉爱情吧，狗才是女生最好的朋友。如果你家里没有毛茸茸的动物朋友，可以考虑在动物收容所做志愿者，增加一些跟动物相处的时间。

3. **打电话给你最好的朋友。** 每当我和闺蜜在电话里聊天，哪怕仅仅几分钟，总是眉开眼笑。对于我的问题，她总是能够给出全然不同、令人耳目一新的看法。

4. **去海滩（或湖泊、河流、森林、田野、公园、山脉）。** 大自然有助于减轻压力，提高积极性、改善情绪，对大脑的影响经过科学验证、可量化。

5. **服用 γ - 氨基丁酸补充剂。** 每当我感到处于崩溃的边缘，都会服用这种抑制性神经递质补充剂。

6. **调高体温。** 如果你去过蒸汽房或用过按摩浴缸，就会知道它们带给肌肉和大脑的放松效果多么不可思议。此外，泡泡浴和加热垫也是很好的选择。

7. **读一本令人振奋的书。** 每当我读一本励志书的时候，大脑就能够平静下来，能够全面合理地看问题，受到激励想变得更优秀。现在我的床头柜上放着艾莉森·戴维斯（Alison Davies）的《活得更狗：从狗朋友那里学到的生活经验》(*Be*

More Dog: Life Lessons from Our Canine Friends）。

8. 使用芳香疗法。 把薰衣草精油涂在手腕上，或者将其滴入扩香器里。研究显示薰衣草香味能够镇静神经。

9. 涂鸦或画画。 创造力有助于将压力转化为美好的、正面的产出。我曾经喜欢用画马来舒缓我的交感神经系统。现在我时常信手乱涂些大脑、花朵和几何形状。

10. 重温快乐的回忆。 制作一本数字相册或实物相册，收藏带给你快乐的照片或笔记，每当怀疑自己的时候就看一看。

11. 聆听让身心放松的声音。 对我来说，欧姆唱颂或海浪拍击海岸的声音能够让我放松。对你来说，可能是古典钢琴曲、合唱音乐、雨声、人类心跳的声音，或者任何其他可以抚慰你的声音。雨声、人类心跳的声音下载应用程序可以找到。

12. 接触自然光线。 室外的自然光线有助于镇静和激活大脑，这就是我更喜欢待在窗户众多的房间的原因。如果我必须待在没有窗户的办公室里，我会安装配有全光谱灯泡的灯，这些灯泡散发的光与自然光相似。

第八章

拥有健康、积极的心态

Chapter 8

我父亲是积极乐观的典范，尽管有人会认为他没有乐观的资本。他先后两次在越南担任战斗直升机飞行员，又在消防局工作了 25 年，一生中经历了太多的死亡和创伤，但这些经历丝毫没有改变他积极向上的人生态度。他生前一直性格开朗、乐观豁达，即使情况再糟也总是积极面对。与人相处也是满满的正能量，从不恶意揣测他人，看到的都是他人最好的一面。

　　成长过程中父亲让我懂得，乐观不仅大有裨益，而且让人更快乐、更健康。那时的我还没有意识到，乐观对改善大脑健康也有非凡的效果。

　　一个人的人生态度怎么会影响到认知功能呢？你有这样的疑惑，我很理解，我也是花了不少时间才意识到思维模式对大脑的影响有多大，不仅影响到情绪和心理健康，而且影响到大脑功能。

　　道理很简单，我们头脑中产生的任何想法都会影响认知功能。消极思维会激活一部分激素、神经递质和脑部结构，降低思考的清晰度、创造力、专注力、解决问题的能力、决策能力，以及思考和处理信息的综合能力。积极思维则会激活另一部分激素、神经递质和脑部结构，改善认知功能，提高决策能力，性情更加乐观豁达。

对长寿人群的研究证实了乐观的作用。世界各地都有长寿人群。美国作家丹·比特纳（Dan Buettner）在其畅销书《蓝色地带》（*Blue Zones*）中列出了人均百岁老人比例最高的五个"蓝色地带"，分别是希腊的伊卡里亚岛、哥斯达黎加的尼科亚半岛、意大利的撒丁岛、日本的冲绳岛、加利福尼亚州的洛马琳达市。这些百岁老人基因不同，饮食迥异（尽管大多数人以半素食、蔬果、天然食物为主），并且生活习惯和宗教信仰也因人而异，但他们有一个共同特点，都是乐天派，漫漫人生路的大部分时间都持有积极乐观的人生态度。

研究发现，乐观的人平均寿命比普通人要长 11% 到 15%。科学家认为，积极思考的人更善于调节情绪和行为，从而能更好地决策和应对压力。

问题是，你能随心所愿，一觉醒来马上变成一个乐天派吗？你真的可以通过改变思维模式来改变大脑功能吗？

简单地说，这是可以的。我这样说是因为我见过有人这样做，并且大脑功能得到了改善。一个人会有消极想法或自我怀疑，这不可避免，而改变自己的思维模式，就像做大多数有价值的事情一样，需要全身心的投入和耐心，但其潜在的回报也是巨大的，那就是：提升认知能力，改善大脑功能。

现实世界中的甜心先生如何用积极的思维
改变了人生

很多人知道利·斯坦伯格（Leigh Steinberg），有些人就算不知道他的名字，也听说过他的相关事迹。作为史上最成功的体育经纪人之一，利是电影《甜心先生》（*Jerry Maguire*）的现实原型。他是斯坦伯格体育和娱乐公司的首席执行官，该公司曾代理过全球 300 多名职业运动员，包括特洛伊·艾克曼（Troy Aikman）、沃伦·穆恩（Warren Moon）和 2020 年超级碗冠军帕特里克·马霍姆斯（Patrick Mahomes）。

2010 年利前来就诊，那时他刚开始戒酒，经济处于崩溃状态，失去了大部分资产。他深爱的父亲刚刚去世，婚姻亮起了红灯，两个儿子都被诊断出患有眼疾，有可能导致失明。他的人生已跌落谷底，至暗时刻，看不到一丝光明。

利想要改善认知健康。要做到这一点，就必须解决让他心力交瘁的事情。他陷入消极的情绪不能自拔，没有意识到这种负能量对他认知功能的伤害有多大。

我告诉利，消极的思想会损害脑细胞，创造新的神经通路，使人无法清晰准确地思考和观察。这对他影响巨大。他曾经是世界体育经纪人中的翘楚，如果连清晰的思考能力都没有，何谈东山再起、再创辉煌呢？

治疗过程中我把重心放在帮助利练习正念上。我让他把烦心事暂时抛开几分钟，把注意力放在当下正在发生的事情上。由于他已经开始用糖替代酒精来戒除酒瘾，因此我的建议是只要他想喝饮料或吃甜点就马上练习正念，同时记录每天的心路历程。

我让利在头脑中想象自己的目标和目标实现的场景，这激发了他内心的乐观精神，激励他朝着自己的目标努力。他开始相信，在自己黑暗的世界里或许有一丝光亮在某处闪烁。积极的思维和画面帮助他重建神经通路，重燃生活的希望。

利通过改变思维模式而涅槃重生。初诊时他思维混乱，经过几个月的治疗后，他感觉自己又找回了往日的世界观。他重获感恩之心，意识到自己所遭受的坎坷是多么微不足道，因此，与其陷入绝望的深渊，不如珍惜眼前的所有，毕竟他还拥有健康，拥有家庭，拥有谋生的才智。

凭借乐观和努力，利再次成为一名成功的经纪人。他重整旗鼓，再建公司，为旗下运动员争取到了超过 30 亿美元的合约。他还将 7.5 亿美元用于慈善事业，以此表达他重获新生的感恩之情。但对利来说，最意义非凡的成就就是做个好父亲和戒酒。

当然，事情并非总是一帆风顺，但利明白，这就是生活，要坦然接受。遇到困难时他不会坐以待毙，而是在黑暗中点燃蜡烛，积极寻求解决办法。

克里斯汀的提示：通过感恩来克服消极思维及其对认知能力的负面影响，实践起来简单而有效。并不是只有富有、出名或成功的人才应该心存感恩之心。庆幸自己还活着，拥有相对健康的身体，这足以成为感恩的理由。

思维如何改变大脑

普通人平均每天能产生多少想法呢？对此众说纷纭。有些人认为，我们每天会有 6 万个念头闪现，还有些人（比如灵性导师狄巴克·乔布拉博士）则声称，这个数字接近 8 万个。不管有几万个想法，高达 90% 的想法是重复的，80% 的想法是消极的。

重复的想法是指一个人一遍遍地思考同一件事情，无论是回顾往事、展望未来，还是思索近在身边的事儿。有些重复的想法是积极的，例如回味一段美好的回忆，对希冀的事情满怀期盼，或者为将来未雨绸缪。

但是当我们一而再再而三地反复纠结于同一个消极想法时，大脑就有麻烦了。如果过去或未来让我们感到悲伤、内疚、不安全、愤怒或无望，我们就会持续担心，沉湎于此不能自拔，进而产生抑郁、焦虑或其他身心健康问题。

很多重复的想法是消极的，但并不是所有的消极想法都是重复的。消极想法会增加脑部压力，刺激身体产生皮质醇，引发炎症。随着时间的推移，压力激素和炎症的增加会损害海马体，影响大脑的思考、回忆信息、解决问题、发挥创造力的能力，影响心智的出色表现。

消极想法也会降低小脑和颞叶的活动，小脑控制思维和运动技能，颞叶活动的减少则会导致记忆问题、冲动控制问题和情绪障碍问题。更为糟糕的是，消极想法会激活大脑的恐惧中枢杏仁核，制造阴郁情绪，从而将当前的经历存储为糟糕的记忆。

事实上，已有研究表明，消极想法会增加人们患抑郁症、焦虑症、双相情感障碍和几乎所有其他情绪障碍的风险，也会增加罹患阿尔茨海默病和各种痴呆的可能性。

任何一个想法都能重建大脑的神经元连接，改变突触强度，最终产生新的神经通路。消极想法越多，产生的消极神经通路就越多。消极想法甚至可以改变基因，缩短端粒（染色体末端起保护作用的特殊结构），加速细胞老化。

思想会影响情绪，而情绪又影响决策。如果想法消极，情绪也随之消极，那么你的决策就建立在消极的观点之上。因此，消极想法会让人做出糟糕的决定，造成不利的局势，或者使不利局势进一步恶化。

不断重复的消极想法还会增加患心脏病、糖尿病、残疾、癌症和其他慢性疾病的风险。

好消息是：积极想法的效果恰好相反。积极思维可以减轻压力，增强认知功能，改善情绪，换句话说，乐观让你更聪明、更快乐、更健康，其效果非常强大，既可以提高疼痛的耐受性，又能帮助人们对抗普通感冒。

积极想法会降低体内的皮质醇含量和炎症发生概率，增加感觉良好的神经递质，如5-羟色胺和多巴胺，让人平静、专注和放松。积极想法也能激活前额皮质和海马体，前者帮助调节思想和情绪，后者能增强认知能力和学习能力。积极想法还能延长端粒，延缓衰老，帮助我们更好地决策和解决问题。

乐观对身体健康的影响也很大，能降低患慢性疾病的风险，延长寿命，提高生活质量。一项研究甚至发现，虽然都有心脏病家族史，但积极乐观的人患心脏病或其他心血管疾病的可能性比那些持消极态度的人降低三分之一。

如果你认为自己的积极想法比消极想法多，那么你跟大多数人观点一样，而大多数人都错了。一项针对商学院学生的研究发现，虽然学生们预计他们所有想法中有 60%~75% 是积极的，但实际上消极的想法占了 60%~70%。

安慰剂效应：积极思维的神奇功效

也许没有什么比安慰剂效应更能证明积极思维的力量了。安慰剂效应是指患者虽然服用了无效药物或接受了无效治疗，但因为相信治疗有效，症状随之得到舒缓的现象。换句话说，如果你相信某件事会成功，靠积极思维的力量你就会成功。

安慰剂效应可不是天方夜谭。过去的几十年里，越来越多的研究表明，安慰剂在治疗慢性疼痛、抑郁、睡眠障碍、更年期症状和帕金森病症状时可以和处方药或某些医疗干预措施一样有效。安慰剂效应曾帮助人们战胜心脏病、癌症和关节炎。

乔·迪斯派尼兹（Joe Dispenza）博士在《你就是安慰剂》（*You
Are the Placebo*）这本书中，详细描述了他是如何在六块脊椎骨
粉碎性骨折后，通过自我激励而治愈，从而避免手术和瘫痪的
故事。

安慰剂能促进健康的故事很多，对这个话题的综合实证研
究也不少。例如，大脑成像研究发现，安慰剂和处方药在慢性
疼痛病患者和阿尔茨海默病患者中激活的大脑区域相同。另有
研究表明，处方抗抑郁药在治疗情绪障碍方面的效果并不比安
慰剂更显著。同样，科学家们公布的研究结果显示，安慰剂糖
丸在减轻慢性疼痛方面的效果与市场上一些最有效的止痛药一
样好。这一结果给制药行业带来了冲击。

安慰剂是如何产生这些不可思议的效果的呢？安慰剂效应
的首要原因是病人的期望。如果我们相信并期待某种药物或治
疗有效，身心之间就会建立起强大的联系。想到痊愈的结果，
大脑就会兴奋无比，身体进而释放出内啡肽和其他神经递质，
加速愈合过程。与此同时，想到疼痛或痛苦会很快结束，皮质
醇水平就会下降，这对身体有治疗作用，减少疼痛的同时提升
情绪。

但安慰剂效应只有在你对治疗或相关疗法深信不疑时才会
有效。换句话说，患者需要乐观的态度，相信通过吃药或治疗
就能达到医生所说的效果。因此研究表明，乐观的人对安慰剂

和生物活性药物或治疗的反应更好。

美国国家橄榄球联盟的故事：梅里尔·豪格如何利用思维的力量征服癌症

前美国国家橄榄球联盟跑卫梅里尔·豪格（Merril Hoge）不是我的问诊病人，但我们是多年好友。他的故事让我心生敬佩，他用积极思维的力量，将可怕的诊断结果转化成重燃的生活激情。

梅里尔在20世纪90年代中期离开国家橄榄球联盟，38岁时被诊断出患有2期非霍奇金淋巴瘤。主治医生不确定化疗是否有效，也不确定他是否能完全康复，他本人对自己能否有足够的力量战胜癌症也深表怀疑。

梅里尔的医生建议进行为期6个月到1年的强化化疗。医生告诉他，治疗过程会很艰辛很痛苦，也不一定有效。事已至此，他的生活开始被死亡所笼罩，疾病和死亡的念头让他昼思夜想，辗转反侧。

梅里尔决定立即告诉孩子们诊断结果，以应对即将到来的变故。他九岁的女儿科丽在得知父亲的病情后，搂住他的脖子，抬头望着他的脸，说："爸爸，动动脑筋，想想办法。"

在那一刻，梅里尔幡然醒悟。死亡不再是一种选择。

"动动脑筋，想想办法"是梅里尔作为球员和作为父亲最喜欢的口号，听到这个永不言弃的口号从女儿口中说出，他发现原来自己已经丧失了生活的动力和勇气。如果不去动脑筋，想办法，怎么可能征服癌症呢？他意识到，必须改变思维模式，要像应对球场上的困难一样去应对癌症，别无选择。

梅里尔马上付诸行动。每当死于癌症的念头出现时，他就转换思维，积极思考，默念"我要摧毁非霍奇金淋巴瘤"。虽然还不知道该怎么做，但这无关紧要，他现在昼思夜想的不是死亡，而是战胜病魔。他想象自己的身体既健康又干净，癌细胞无影无踪。

梅里尔开始寻找那些罹患相同疾病且已康复的病友，以期得到心理支持，坚定抗癌决心。在医生的帮助下，他联系了几位淋巴瘤幸存者，听他们讲述战胜癌症的故事，这样的成功抗癌故事让他备受鼓舞。当然，有些病友的头发还没长出来，他们曾忍受煎熬，爬过了端区才达阵得分，但都赢了比赛。

由于改变了人生态度，梅里尔的病情在6个月后得到了控制，比医生预期的时间提前了半年，并很快回到娱乐体育节目电视网担任评论员。他抗癌的决心坚定，行动果敢，康复的速度不仅医生，连他本人都感到不可思议。

17年过去了，梅里尔的癌症没有复发。一有消极想法他就马上转换思维，"动动脑筋，想想办法"这句话一直激励着他，给予他力量，不管身处何种境遇，他都能泰然处之。

如今的梅里尔会写下所有目标，钉在一块软木板上，每天早晚查看，思考实现这些目标的步骤。这块软木板是他乐观、想象、责任和行动的集中体现。他每天都告诉自己，一定要尽力而为，以期离目标更进一步。

乐观使梅里尔的生活产生了连锁反应。癌症绝不是他人生的高光时刻，却让他逐渐体会到积极向上的力量，让他更快乐，更清晰地思考，更有创造力，更专注于他想做的事情，成为他想成为的人。

克里斯汀的建议：逆境可能会让我们半途而废，这是可以理解的，但同时也给了我们一个改变自己的机会。

摆脱消极思维的 8 个步骤

有消极的想法很正常，大家都有，即使像我这样永远的乐天派也不例外。当我过度分析一件事情时，就很容易陷入消极思维的漩涡中。这与我的科学思维有关。但过度分析束缚思维，怎么做都觉得不完美，结果使事情陷入困顿，最终一事无成。花 5 分钟就能准备好的事情我也会殚精竭虑，或者把该做的事情拖到最后一刻，只因我过于求全责备。

例如，公司的新项目有时候我不想接，因为我无法做到尽善尽美；或者，如果我做的饭菜不能像烹饪书描述的那样色香味俱全，我绝不能端上桌给朋友吃。这样的思维模式限制了我的发展，成为我追逐新目标和梦想的羁绊。

当被"我不行"的思想束缚时，我知道自己正处于消极思维模式之中，必须有意识地转换看问题的视角。我不再想"公司的新项目我不想接，因为我无法做到尽善尽美"，相反，我告诉自己"我胜任这个项目，很乐意尽我最大的努力来完成。没有什么是十全十美的，但我有信心有热忱去迎接未知的挑战。"

我不再想"20 个人的晚餐我做不了"，相反，我告诉自己："即使我做的饭不能像烹饪书描述的那样色香味俱全，那又如何？最坏的结果会是什么呢？我很高兴和朋友、家人聚到一

起，吃点家常便饭。如果饭菜不合意，我可以随时到附近的天
然食品店买些现成的回来。"

虽然你无法消除所有的消极想法（你也没必要这样做，因
为这不切实际），但你可以选择对待生活的态度。以下 8 个
步骤教你如何消除消极想法，让你变得更聪明、更快乐、更
健康。

· 记录下每天的杂念

不了解自己每天的想法就无法做出改变。记录下洗碗、开
车、干杂活、通勤、遛狗或做任何轻松自在工作时的所思所
想，这有助于你识别消极思维模式。

记思想日志，尽可能多地写下白天出现在脑海中的想法、
画面或词语。每天会有成千上万的想法进入大脑，要特别关注
那些能改变你情感或情绪的想法，那些引起担忧、悲伤、不安
全感、自卑、焦虑或易怒的想法，即使对你影响不大也要记录
下来。同时记下那些习惯性的消极想法，比如自认为不行，责
怪自己，或者在消极的语境中使用"总是""从不"或"我应
该"这样的词。

这样记录几天到一周后，通读日志，找出思维模式，看看
哪些消极想法不断复现。你在责怪自己吗？你会根据一个孤立

的事件而预测未来吗？你会给自己盖棺定论，做出"我永远找不到新工作""我将孤独终生"诸如此类的论断吗？看看这些想法出现的时机有没有相似之处：是在工作时出现还是在涉及与工作相关的事情时出现呢？是你独自一个人时出现还是与朋友、家人、配偶或同事在一起时才出现呢？

当发现常见的消极想法时，写下理由，证明其正确性。例如，如果你认为自己将孤独终生，列出理由，然后再列出这一论断不成立的理由：你可能会遇到喜欢的人，有人可能会约你出去，你可能会交上新朋友，或者在失恋后的感情空窗期你可能与家人待在一起。如此这样，你会发现消极想法通常是基于情绪上的过度反应，而不是基于现实。

· 重塑消极想法

识别了常见的消极想法后，一旦此类想法出现，你可以立即行动，把它们重塑成积极的情感。

如何重塑思想取决于思想本身。例如，如果你认为自己不够优秀，分析一下为什么会有这种想法，找找原因。如果你在拿自己和别人相比，要提醒自己，我们每个人都有独特的背景和经历，你拿来做比较的人很可能也在和别人相比。（同时也要记住，社交媒体上看似光鲜美好的事物不一定都是真的，这一点在第五步中会有更多的说明。）把"我不够优秀"的思维转换成"我现在这样就很好，和其他人一样，我有缺点，也有梦想，我会全力以赴去实现梦想，成就最好的自己"。

有时，把消极想法转变成积极主动、切实可行的行动也大有裨益。举例来说，如果你正为自己在做或没做的事情感到内疚，比如不减肥，不运动，或者在工作中没能完成项目，那么不要使用"我应该做（或不应该做）某事""我很失败，因为我能力不够"这样的字眼，相反，转换成"我打算做（或不做）某事，采取的步骤如下"等。

· 不要试图控制思想

有消极想法很自然，试图控制或完全阻止消极想法的做法弊大于利。如果你对自己说："不，我不该那样想！"那么每当消极想法出现时，你的焦虑和消极情绪就会加重。所以要坦然接受自己的消极想法，扪心自问：为什么我会对自己或自己的生活感到灰心丧气呢？按照你记日志时的步骤来做：有什么证据来证明这个想法正确呢？又有什么证据来证明它不正确呢？最后，试着把消极想法重塑成积极想法。

· 练习正念让大脑安静下来

学习正念，把注意力转移到身心正经历的事情上，这样可以防止你沉湎于过去或试图预测未来。正念不仅能让大脑安静下来，还能通过正念练习让我们更关注自己的情绪，从而未来更有效地调节情绪。

每当我感到不堪重负或悲观失望时，我就让自己脱离当前的情境，找个安静的地方冥想。闭上眼睛，专注于内心，注意吸气和呼气的节奏，以及相应的身体感受。如果脑海中浮现消极想法，接受这些想法的存在，并把注意力重新转回到当前正在做的事情上——独自坐在安静的地方，关注点回到身体。

不想在室内坐着的时候，我就到室外练习正念，跑步、散步、骑自行车或徒步旅行时都可以练习。这种包含重复动作的活动可以让你的呼吸与步伐同步，帮你更好地专注于身体运动时的状态。

· 重新思考社交媒体、电视新闻报道中的信息

大多数人每时每刻都被外界的信息和社交媒体、手机、电脑、平板和电视所呈现的信息狂轰滥炸。问题在于，这些信息大多是负面的，尤其是社交媒体传递的信息，会造成相互攀比

和悲观思想的恶性循环。

如果你经常浏览社交媒体，就很容易把自己与你看到的情况作比较，从而引发消极想法，认为自己不够成功、不够苗条、不够健壮、不够冒险、不够富有、不被人爱。研究表明，我们在社交媒体上花的时间越多，就越不快乐，对自己的生活就越不满意。还要记住，人们总是把精心挑选的最好的一面在社交媒体上展示，而他们经历的艰难、不安、彷徨、孤独和失败却很少被提及。

越是沉迷于社交媒体，越是没有时间锻炼身体、培养兴趣、与家人和朋友相聚，或做其他能给生活带来意义和快乐的活动，除此之外还会增加社会隔离，导致产生孤独、抑郁的情绪。

新闻报道也有类似的效果。大多数新闻都是负面的，新闻编辑中流行一句话"只要有流血，就能上头条"，这是有原因的。研究表明，看电视新闻尤其会增加人们的焦虑和悲伤，观众会对灾难事件感同身受，产生共情。

比起读新闻，社交媒体和电视上的新闻或节目对情感的影响更大，所以在这上面花费的时间要加以限制。甚至电视剧和真人秀这样的节目也经常是消极或暴力的，徒增压力。想放松一下，就做些真正能让你放松的事情，比如会会朋友，读本好书，泡个热水澡，或者运动起来。

· 重制晨间惯例，积极开启每一天

如果你以积极的心态开启新的一天，那么很可能你一整天都会保持这种状态，这就是为什么世界上一些最成功的人士，比如公司总裁、各国首脑和科学家，都有各自坚守的晨间惯例，确保在繁忙的一天开始之前先做做运动、陪伴家人、静坐冥想或读书看报。

我每天晨起先喝一杯纯净水和一杯自制的蔬果汁，然后去跑步或做其他运动。接着我会冥想 5~20 分钟，然后和我们的狗奥斯卡温存片刻。这样的晨间惯例在身体上、心理上、情感上和精神上给予我力量，让我时刻准备好应对挑战。

· 身体动起来

第四章讲到，运动可以减轻压力，提高自尊心和自信心。研究表明，运动还有助于消除惯性消极思维。对我来说，运动最能激发积极乐观的心态，让我精神振奋，对自己和生活更满意。除了正念，运动也能帮助我消除困惑，转变消极想法。研究表明，运动的时候人们更有创造力，更能高效地解决问题。

· 做简单的选择

人人都面临选择。你可以选择乐观，积极地去解决问题；你也可以选择消极，沉湎于现状，任由事态停滞或恶化。我的选择显而易见。消极于事无补，不仅不会让事态有所改观，通常只会让你的处境更糟。

不要独自面对消极想法

不管你有情绪障碍，还是只想成为最好的自己，心理学家或心理医生可以帮你更好地应对消极想法。治疗消极想法最有效的方法之一是认知行为疗法，该疗法着眼于处理导致悲观情绪的潜在思维和行为模式。认知行为疗法可以帮助你了解消极想法的来源，重新构建认知结构，将消极想法重塑成积极的认知或行动。要找心理医生的话，可以问问家人、朋友、同事、医生或其他你信任的人，看看有没有推荐人选。你也可以到美国职业心理学委员会的官网，在"认知行为疗法"一栏搜索你所在区域的认证心理专家。

第九章

行之有效的益智健脑游戏

Chapter 9

大家可能都听说过，纵横字谜和数独这样的益智游戏可以刺激大脑，预防认知退化。但是益智游戏（我们神经学家喜欢称之为认知训练）的作用不仅仅是让你上了年纪思维还能更活跃一点儿，它还能从多个方面改善认知能力，几个月的时间就能提高记忆力、注意力、理解力、解决问题的能力、创造力、甚至智力。如果这样说还不能激励你的话，我就再加一点，玩益智游戏还有助于治疗认知损伤（这是我们在对美国国家橄榄球联盟的球员进行临床试验时发现的），并减缓大脑的衰老过程。

我成长的家庭热衷于益智游戏，小时候我竟然没有意识到这一点。我母亲经常玩单人纸牌和金罗美（一种两人玩的纸牌），邻居们每周都到我家打桥牌。我家的橱柜里放满了游戏棋盘，比如棋盘问答、西洋跳棋和西洋双陆棋；还有文字游戏的玩具，比如疯狂填词（我的最爱）；还有像魔方这样的三维组合游戏玩具。

然而，认知训练并不仅限于传统的益智游戏。我母亲热爱艺术，空闲时间喜欢素描、绘画、雕刻和编织，经常要我和她一起做，她也鼓励我去芝加哥艺术学院选修相应的课程。她喜欢创作，无论是艺术还是烘焙，我在她身旁耳濡目染，受益良多。不知有多少次我跟她在厨房称量食材，研究家传食谱，看着她估算烹饪时间，适时地调整烹饪方法。

我通过父亲接触到了很多乐器，有古典吉他、口琴、钢琴、长笛、手鼓、班卓琴，以及儿童经典乐器竖笛。我试着学习乐谱和每种乐器的演奏方法，并自己调音和清洁乐器。

可以这么说，我生活的环境和接触到的这些活动时刻挑战着我的认知能力，让我学到新技能，启发我独立思考，而这正是认知训练的意义所在。认知训练不一定非要采取传统的"游戏"形式，其目的是刺激脑细胞新生，强化神经通路，提升当前和未来大脑的敏锐度。

有关认知训练的研究同样引人注目。例如，最近的一项研究发现，成年人如果在一段时间内玩 10 小时的电子游戏，其认知储备（即大脑在受损的情况下仍能运作的能力）可延长 3 年。其他研究表明，玩益智游戏几个星期就能影响随后十年的认知功能。

认知训练有可能提高智商，这是它最吸引人的地方之一。虽然相关的科学探究还在进行中，但已有研究表明，益智游戏玩得越多人越聪明。

　　益智游戏还会刺激神经再生，随年龄增长不断产生新的脑细胞。做一些挑战大脑的活动也会增加神经元的连接，促进新通路的生成，帮助我们更高效地思考。你也许听说过，益智游戏可以帮助延缓阿尔茨海默病和其他形式的失智病。

　　当我在阿门诊所对美国国家橄榄球联盟的球员进行临床试验时，我亲历了益智游戏对认知功能的影响。作为试验中大脑康复计划的一部分，我们为球员做了 30 分钟的基本神经认知评估，包括 29 个大脑训练游戏，游戏类别基于球员需要改善的认知区域而异。之后，球员可以在家使用电脑程序玩游戏，我们建议他们每天都玩。

　　球员天性争强好胜，玩起益智游戏欲罢不能，许多球员的表现出类拔萃。在得知我们会在六个月后对他们的表现进行评估后，他们动力十足，全力以赴，在家玩得不亦乐乎，并想方设法提高技能。事实证明，这种全身心的投入成效显著，大多数球员在一定程度上提高了认知功能和熟练度，近一半的球员提高的幅度高达 50% 或更多。

让益智游戏发挥最大作用的 4 个技巧

　　很可能你已经在做定期的认知训练了，但大脑需要不断

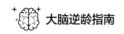
接受新的挑战，才能保持敏锐和健康，因此有必要经常改变认知训练方式。以下几点告诉你如何通过认知训练来实现大脑逆龄。

1. **乐于接受新事物。**每天做的事千篇一律，大脑就会生厌。如果每天都做填字游戏，大脑就会逐渐适应这种挑战，最终因缺乏刺激不再生成新细胞。同样，如果你拉了多年的小提琴，那么学习中提琴对你大脑的好处就不会像学习长号那样大。尝试新事物能让你的大脑体会充满挑战的乐趣，保持年轻和健康。

2. **好好利用空闲时间。**等待飞机起飞、火车进站或通勤结束的这段时间让人百无聊赖，可以玩些益智游戏，将无聊转化为脑力，从而扭转情绪。如果你在机场，拿张餐巾纸，试着用你的非惯用手写字。如果你正在车里等着接孩子或配偶，下载一款关于大脑训练的应用程序打发时间（BrainHQ 是我的最爱）。如果你正在开车，挑战一下自己，看看 1 分钟内能记住多少同一类别的事物（例如，不同种类的狗、花，不同风格的著名艺术家等）。

3. **多管齐下。**只玩电脑益智游戏或只做填字游戏不如玩多种游戏对认知功能的提升效果好，即便是新手也是如此。专家将其比作锻炼：如果只用手臂举重，腿就不会变得强壮，心血管系统也不会得到改善。

4. **保持好奇心**。努力挖掘内在的好奇心，多了解美好的大千世界。为了纯粹的快乐、对知识的热爱、认知能力的提高和健康而学习新知识。

珍妮特的故事：益智游戏如何有效缓解焦虑

初诊时珍妮特（Janet）正因焦虑和失眠而备受煎熬，她说自己长期焦躁不安，想知道有什么办法可以让她静下心来。55 岁的她还担任一家知名电子媒体公司的首席执行官，权高位重，压力很大。她父亲因肌萎缩侧索硬化（一种渐进性神经退行性疾病）去世后，她开始关注自己的神经系统健康问题。

珍妮特大脑的扫描结果证实了她内心的感受。她大脑的某些区域过于活跃，在负责组织、空间定位、认知处理、注意力和程序记忆（记住做事方式和完成任务的能力）的区域有较高的 β 波活动。这个扫描结果表明，她需要训练大脑，以提高注意力、记忆力和整体智力，这将有助于改善她的认知处理能力。更重要的是，她需要想办法减少焦虑。

珍妮特原本就喜欢做填字游戏，比起打字或发文字信息，她更喜欢手写。我建议她玩填字游戏的时间加倍，同时可以试试找词游戏（从排在格子里的字母中找出隐藏于其中的词），以增加词汇量，提高智力。要让思绪归于平静就要多动手，我鼓励她尝试素描、绘画、编织或用非惯用手来写字。她喜欢解谜游戏，我建议她玩拼图，根据我的亲身体验，拼图游戏能让焦虑的人平静下来。

初诊之后，珍妮特开始每天做填字游戏和找词游戏，把耗时的拼图游戏放在周末做。玩了拼图游戏之后她才发现原来自己的大脑真的可以放松下来。以前她并不热衷于拼图，现在她爱上了这个游戏。先从 100 块拼图开始，然后逐渐增加到了 500 块和 1000 块，最后提高到了 3500 块。

最终拼图成为动态的冥想方式，让珍妮特专注于当下，内心更平静，思维更清晰。玩拼图的时候，她说她会无意间突然茅塞顿开，想出问题的解决办法。对于热爱房地产的珍妮特来说，玩拼图就像翻新老房子，让她有机会去思索不同物品的摆放位置，做出更紧凑、更漂亮的设计。

珍妮特告诉我，玩益智游戏几个星期后，她变得更有活力、更专注，注意力也提高了，更不用说词汇量了。更重要的是，她比几个月前更放松，晚上睡得也更踏实。玩游戏让她放松、减压的同时，也改善了她的认知功能。

现如今益智游戏已成为珍妮特生活中不可或缺的一部分。她期待下班一回家就玩上一局新的拼图，有时能沉浸于一个游戏长达 8 小时之久。她在厨房桌子上放了一叠填字游戏和找词游戏，随时寻找灵感。她坚持每天都玩，坐飞机或晚上失眠的时候也会见缝插针玩上几局。对珍妮特来说，游戏不仅改善了大脑功能，也提升了生活质量。

克里斯汀的建议：益智游戏不仅健脑，而且是释放压力的重要途径。你可以做一些既能抚慰心灵又具有挑战性的健脑活动，比方说画画、解谜、演奏乐器等，以获得最大的收益。

10 种让你更敏锐、更聪明、更健康的 益智方法

每个人都有提升大脑某一方面认知能力的需求，比如思维清晰度、注意力持续时间、记忆力，或是一般智力水平。就我而言，我一直在努力提高思维效率，希望拥有敏捷、灵活的头

脑，能够迅速吸收信息。此外，因为要读很多书，我也尝试着通过训练大脑来提高阅读记忆力和理解力。这里列出的益智游戏针对 10 种不同的认知目标，找到你所需要的，通过训练将认知能力的不足转化为认知优势。

1. 如果你想提高智力……每天阅读 30 分钟。智力包括 3 种类型：晶体智力（知识、经验和技能的积累能力）、流体智力（推理和解决问题的能力）、情感智力（即情商，人际交往和社会沟通的能力）。专家认为，每天阅读至少半小时，尤其是阅读书籍之类的长篇叙述文字，能有效提高 3 种智力。我相信你读过很多邮件、短信、社交媒体上的帖子、工作备忘录等，但研究表明，专心地读故事至少 30 分钟会提高大脑的活跃度，改善整体神经元连接和白质束的完整性。

2. 如果你想提高记忆力……每天掌握一个新单词。小时候我经常从书架上费力地抽出我父母的大字典，坐下来翻找要学习的新单词。今天我仍然在做同样的事情，只是不用耗费体力搬字典了。我现在使用韦氏电子词典的"每日一词"应用程序，每天学习一个新单词，例如今天的单词是"暴发户"（parvenu），指的是那些突然一夜暴富或一朝得势却尚未得到社会认可的人。你看看，多有趣！

掌握新词汇可以增强工作记忆，这是短期记忆的一部分，对基本记忆和整体智力都至关重要。因为工作记忆容量有限，通过学习新词汇来扩展容量有助于有效沟通，长期来看还有助于创造性地记住更多信息。

3. 如果你只有五分钟……玩个电子版大脑训练游戏。我很喜欢"BrainHQ"和"Lumosity"这样的大脑训练游戏，原因就在于这些游戏随时随地都可以玩。等朋友的时候，等健身课开始的时候，或者外出吃饭等马克看菜单的时候，都可以随时点开手机应用程序，快速玩上一局！

我最喜欢的关于大脑训练的应用程序是 BrainHQ。BrainHQ 交互性好、简单易用、趣味十足。独立研究人员对 18 个最受欢迎的电子版大脑训练应用程序进行了排名，发现 BrainHQ 对认知训练最有效。这款应用出色的地方就在于，你可以根据自己的需求选择想要提升的认知技能，比如记忆力、方向感、空间定位、认知速度、智力、注意力或专注力等。

4. 如果你担心患上失智症……学习一门新语言。你也许知道，语言是进化赋予人类大脑最珍贵的礼物之一。但一些有趣的研究表明，学习一门新语言可以将失智症的发生延缓数年。研究人员通过单语者和双语者的对比发现，双语者罹患失智症的平均时间要晚于单语者，即便是单语者受教育程度更高。

没有时间学习一门全新的语言？没关系。学不会语言，即使记住几个外语单词也能防止认知能力下降。我父亲是瑞典人，他父母都出生在斯德哥尔摩，所以我喜欢背瑞典语中的单词和短语，这样可以保持思维敏捷。

5. 如果你想训练大脑更好地应对压力……当一名艺术家。
无论你是喜欢画画、素描、雕刻、摄影、针织、编织、陶艺，还是喜欢其他艺术形式，他们对你认知能力的提升效果与其他益智游戏不同。例如，视觉艺术创作已被证明可以增加大脑不同区域的功能连接，使我们心理抗压能力更强。与普通人相比，艺术家大脑左右两侧的灰质都要偏多，而不仅仅是控制创造力的大脑右侧偏多，这样神经连接增多，能更好地处理复杂问题和危机。

涂鸦对认知也有类似的好处，尤其是把画倒过来画时。听起来有点奇怪，但这种方法有助于更好地整合左右脑，使思维更敏锐、更灵活。前美国国家橄榄球联盟进攻护锋埃德（见第六章）喜欢先用惯用手倒着画画，然后用非惯用手正着再画一遍，这对大脑的创造性发挥有很大的挑战！

6. 如果你想对抗衰老导致的认知衰退……做志愿服务。多数人会认为做志愿服务不属于益智游戏范畴，但此举能提升大脑认知功能。研究表明，慈善行为有助于防止甚至逆转大脑某些区域因衰老而导致的萎缩，比如海马体。我祖母 95 岁高龄去世，生前一直在一家医院做志愿者，长达 45 年之久，她晚年头脑灵活，身心健康，我猜测这是主要原因。定期参加志愿活动还可以减轻压力、抑郁和焦虑，同时提高整体幸福感，研究证明，所有这些因素都有助于对抗衰老导致的智力衰退。

7. 如果你想要生成新的脑细胞……挖掘你内心的诗人潜质。创造性地写作，无论是故事、诗歌、打油诗、情书、日记、或任何其他抒情达意的文体，都能生成新的脑细胞，增加海马体的体积。研究表明，这种现象的产生是因为写作会不断刺激大脑去思考如何遣词造句、创作构思。动手写字也可以激活大脑的多个区域，改善思维、语言和创造力。听讲座或开会这样的场合下，用笔记本电脑会更方便，但如果我想要牢记某些内容，就会动手写下来。

8. 如果你想提高专注力和注意力……玩填字游戏、拼图游戏或数独游戏。这 3 种游戏都要求你专注于文字、拼图或数字来解决问题，如果经常玩，你的注意力持续时间就会提高。事实上，研究表明，经常做填字游戏和数独游戏的人，其认知能力相当于比他们年轻 10 岁的人。与有特定时间限制的认知训练活动不同（比如电子版的益智游戏），复杂的拼图或数字游戏可以让你废寝忘食，数小时沉浸其中。我的未婚夫马克刚刚送给我一个不同品种的狗的复杂拼图，我已经迫不及待，准备在周末完成！

9. 如果你想要思维更清晰……换一条上班路线。每次走一条新路线，哪怕只是在你通常左转的红绿灯处右转，都会挑战你的大脑，增加大脑灰质，提升专注、思考、记忆和学习的能力，使思维更清晰。最有力的证据来自十多年前对伦敦出租车司机进行的一项研究，研究人员将这些司机的大脑与那些年龄、教育和智力相近的非出租车司机进行了对比。结果发现，出租车司机的海马体明显更大，因为这个城市有 25000 条街道，司机需要经常走新路。这项研究发现，出租车司机工作的时间越长，海马体就越大。

走不常走的路会让大脑更清晰，原因就在于你会更关注新路周围的环境，将注意力焦点放在此时此刻发生的事情上。

我总是尝试新的路线，使用某些驾驶应用程序来探索附近不同的街道，路线之多超出想象。通过另辟蹊径，我还发现了一些很棒的新餐馆、公园、遛狗的地方和其他独具特色的有趣场所，这让我更欣赏、更喜欢我所生活和工作的地方。

10. 如果你想每天都来挑战大脑，方法还要简单易行，也不考虑喜好、方位、设备……尝试新事物。许多益智游戏都有相同的目标，那就是学习新知识。即使我前面列出的方法没有你喜欢的，只要能学习新技能或新知识，不管是听演讲，尝试新食谱，上高尔夫球课，或观看对主题一无所知的视频等，都有助于刺激大脑，提升认知能力和认知功能。

我喜欢听《美国医学会杂志》（*Journal of the American Medical Association*）关于神经学新研究的播客，以及《纽约时报》（*New York Times*）当天新闻综述的播客。找到自己的兴趣点，坚持下去，你就会拥有更健康的思维和更聪明的大脑。

美国国家橄榄球联盟的故事：一个彻底改变球员打球方式和思维模式的神秘益智游戏

乔恩·文森特（Jon Vincent）曾是辛辛那提大学橄榄球队的一名长开球手，进入球队的第一年接触到神经视觉训练，并很快对这一训练方法表现出浓厚兴趣，之后决定改变学习方向，攻读神经生物学。他获得学士学位，毕业后从事神经视觉研究。我们是在洛杉矶的一个青年冰球运动员训练营认识的，乔恩与神经学医生和眼科医生一起，教球员一种高中教练无法教授的大脑训练方法。

神经视觉训练到底是什么呢？神经视觉训练使用模拟器、电脑屏幕和虚拟现实头盔来训练运动员的眼睛运动和视觉功能。电脑程序和电脑游戏挑战运动员处理和领悟复杂动作的能力，同时提高他们记录和反应瞬间动作的能力，这些能力对于高水平运动员来说都是至关重要的。这种独特的眼部训练还能强化眼睛的运动肌肉，预防眼睛疲劳、头痛、视力模糊和复视等问题。

但神经视觉训练的作用不仅仅是增强视力，训练中的

"神经"部分也同样重要。神经视觉训练使大脑处于紧张的工作状态，加强眼睛和大脑之间的关键神经通路，同时提高我们处理视觉信息的速度。研究发现，神经视觉训练能提高注意力、工作记忆、视觉信息和处理速度。因此该训练方法被用于世界各地的康复诊所，帮助脑外伤患者更快地恢复。

如今，神经视觉训练已被各个大学和全国各地的专业运动队广泛采用，以提高运动员的周边视觉、动态视觉、深度感知、手眼协调、决策力和专注力。神经视觉训练让教练们意识到，不管运动员身体有多强壮或身手有多敏捷，最终的速度和耐力取决于大脑的指令。辛辛那提大学自10年前首次引入神经视觉训练以来，运动员脑震荡的发生率下降了80%，效果确实不同凡响，部分原因在于神经视觉训练能增强运动员的态势感知能力。

当乔恩在辛辛那提大学上学时，他和队友被要求在6个星期的季前赛中每周完成2小时的神经视觉训练。赛季开始后，每周仍要完成30分钟的训练来保持状态。从这个意义上说，神经视觉训练与肌力和体能训练没什么两样，只不过花上数小时训练的不是身体，而是大脑。

对乔恩来说，神经视觉训练对他在校队的成功至关重要。身为长开球手，他要努力跑过体重110千克、随时随地拦截他的后卫。接受神经视觉训练之前，他在弃踢开球时经常会受到出其不意的攻击，但接受训练之后，即使没看到对手，他也能通过周边视觉感受到威胁，并迅速有效地做出反应，从而避免因为擒抱而结束比赛。

如今乔恩仍然定期参加神经视觉训练，他说这样的训练让他思维更清晰，决策效率更高，对快速变化的信息反应更快，注意力更容易集中，很少被杂念所羁绊。

克里斯汀的提示：大学、职业运动队和康复诊所使用的神经视觉训练系统相当昂贵，但自从我接触这一领域以来，已出现大量的家用版本，价格更实惠，使用更方便。要想找到适合自己的神经视觉训练套装，可以打电话给当地有销售代理权的眼科医生，或者让眼科医生推荐购买途径。

第十章

实时监测大脑健康状况

Chapter 10

没有测量就无从改变，这是阿门诊所的座右铭。想想看：如果不知道自己的身体是否有问题，问题严不严重；或者反过来说，如果不知道哪些身体机能指标正常，需要继续保持，你又怎么知道要如何改变才能提升大脑功能呢？

你不需要做一大堆复杂、昂贵或侵入性的检查来全面了解自己的健康状况。不管你是普通人还是职业橄榄球运动员，如果你来到我的诊室，我建议你做的第一件事就是血液常规检查。

家庭医生会让你每年体检，体检报告里的血常规会显示你是否有潜在的代谢问题、激素失衡、营养缺乏等各种异常。有轻微的异常很常见，我体内的甲状腺激素和维生素 D 水平都很低（这两种情况都是在血常规检查时发现的），这是因为代谢、激素和营养素失衡通常都是无症状的，很少表现为急症，但会引起身体的不良反应，比如疲倦、体重增加和情绪低落。

血常规检查可以提示你和医生是否某些失衡正悄悄偷走你

的健康。做检查很容易，但有几个步骤你应该了解清楚。

医生应该多长时间为病人安排一次血常规检查，目前没有统一的标准，所以你不能总是依靠医生来给你安排。检查项目也没有一定之规，这取决于医生对你病情的判断。但是除非你就诊时可以自述一大堆症状，否则医生可能不会让你做甲状腺检查、激素检查和C反应蛋白检查。这并不是说医生认为这些项目不重要，而是说如果你不主动要求，许多医生是不会安排额外检查的。

那么你要做的第一步就是与医生预约，让他为你安排特定的血液检查，这是很正常很普遍的做法。作为病人，主动向医生提出检查要求，刚开始可能会有点发怵，但请记住，你要为自己的大脑、身体和健康负责。

根据我的经验，当病人主动关注自己的健康问题时，医生也会积极配合。我发现大多数医生都非常乐意关照病人自己提出的需求，尤其是预防性的需求。但有些病人做法则完全不同，他们看病只要求开药或快速治疗，可事实上最好的疗法可能只是改变生活方式而已。

关于血常规检查还有一点需要注意：保留一份检查结果，以便你能解读数据，必要时可以咨询其他医生，并保存好你的医疗记录。许多血液检查标示的正常值范围很广，但不一定是最好的结果。例如男性睾丸激素的正常范围是270纳克/分升到 1070 纳克 / 分升。如果你的检测结果是 275 纳克 / 分升，说明身体"正常"，却不是最理想的状态。在这种情况下，身体机能处于次优水平，你的家庭医生可能会忽略这一点，但一位致力于健康最优化的保健医生可能会对你有所帮助。

血液常规检查的 5 点建议

1. **没错，你可以要求医生安排血液检查**。让家庭医生安排特定的血液检查，以排除某种不足或失衡，使健康处于最佳状态，这样的要求完全正常。不要发怵——要自信。

2. **提前了解清楚相关规定**。不要在事后被健康保险公司寄来的账单打个措手不及。咨询医生或直接给保险公司打电话，问清楚哪些检查项目可以由你的保险公司支付。

3. **避免自行操作**。在美国一些州，你可以在网上自行预约血液检查，但我不建议你这样做，原因在于你不仅要自掏腰包，还要自己解读检查结果，虽然可以借助电脑分析，但听不到医生面对面的专业解读。如果你的家庭医生不安排血液检查，那就换个医生。

4. **早晨空腹时抽血**。此类检查要求禁食，抽血前 12 小时不能进食或饮水。哪些检查需要禁食要提前向医生问清楚，谨遵医嘱。

5. 期待最佳结果，而不只是正常结果。向你的医生解释，你的期望是达到最佳的健康状态，你想了解哪些指标虽然显示正常，但数值偏低或偏高。要一份血检报告，这样你就可以自己评估结果，如果有必要的话，还可以征求其他医生的意见。

血检策略：8 项血液检测助力大脑逆龄

1. 综合代谢检测：这是最基本的检查项目，测量血糖、矿物质和其他可以显示体液平衡和血液过滤功能的化合物。

检查理由：高血糖对大脑有害，干扰认知功能，显著增加患阿尔茨海默病和其他疾病的风险。这项检查还能显示你体内的矿物质是否足以维持正常的体液平衡、最佳的大脑循环，以及其他正常的身体功能和认知功能。

主动要求：除非你明确要求做综合代谢检测，否则许多医生只会安排基础代谢检测。综合代谢检测还能同时检查某些特定血液蛋白，以确定肾功能和肝功能是否正常。

2. 空腹血糖检测：顾名思义，这项检查专门检测禁食 8 小时后动脉和静脉中的血糖值。

检查理由：综合代谢检测会显示血糖水平，应该在禁食

8～12小时后进行。如果做不了，一定要做个空腹血糖检测，以确定你是否有糖尿病或者是否正处于糖尿病前期。这项检测对保持大脑健康至关重要，因为高血糖和胰岛素抵抗会增加患阿尔茨海默病（有时被称为Ⅲ型糖尿病）的风险。

3. **糖化血红蛋白检测**：糖化血红蛋白检测测量与红细胞结合的血糖水平，反映患者抽血前3个月的血糖平均值。

检查理由：这项检测会告诉医生你是否有糖尿病或者是否正处于糖尿病前期，有助于随后的诊疗。我建议对类似情况要进行多次检测，因为这样的患者很多，但经常漏诊。美国有3000万人患有糖尿病，其中四分之一的人对此毫不知情，而8400万美国人处于糖尿病前期，其中90%的人对自己的病情一无所知。基于以上原因，美国疾病控制与预防中心建议45岁以上的人，以及45岁以下超重、不经常运动或有其他糖尿病风险因素的人，都要进行糖化血红蛋白检测。鉴于大多数美国人超重且不爱运动，这项检测几乎人人需要。

4. **血脂检测**：血脂是类似脂肪或胆固醇的物质，不能溶于水。血脂检测测量胆固醇，包括总胆固醇、甘油三酯、高密度脂蛋白胆固醇（俗称"好胆固醇"）和低密度脂蛋白胆固醇（俗称"坏胆固醇"）。

检查理由：甘油三酯、低密度脂蛋白胆固醇和总胆固醇水平升高会阻塞血管，阻碍血液流向大脑，切断氧气和营养的供应。低密度脂蛋白胆固醇过高也会加速阿尔茨海默病的发展进程，同时血液中甘油三酯太多会损害大脑记忆和执行功能。好消息是，研究表明，高密度脂蛋白胆固醇较高可能有助于预防阿尔茨海默病和其他神经退行性疾病。

5. C反应蛋白检测：C反应蛋白是机体在对抗炎症时由肝脏合成的一种物质。这项检测测量血液中的C反应蛋白水平，告诉医生你体内是否有过度的炎症反应。

检查理由：炎症会降低认知功能，增加罹患各种疾病的风险。C反应蛋白检测也可能提示你是否患有类风湿关节炎之类的慢性炎症。

主动要求：选择高灵敏度的C反应蛋白检测，它比常规的C反应蛋白检测或血脂检测更能有效地提示患心脏病的风险。

6. 维生素D检测：近年来医生已经意识到这项检测对大多数病人来说非常重要。顾名思义，这项检测测量血液中的维生素D含量是否足够。

检查理由：维生素D缺乏会使炎症水平飙升，导致认知功能障碍和紊乱，更不用说体重增加、患糖尿病和癌症的风险增加。一项关于维生素D的新研究表明，维生素D会刺激免疫系统，帮助清除导致失智病和阿尔茨海默病的淀粉样斑块。维生素 D 也被证明可以调节情绪，维生素 D 过低会引发抑郁。尽管维生素 D 好处颇多，但 95% 的美国人每日摄入量没有达到推荐标准。

7. 激素检测：性别不同，检测内容也不同，主要检测你是否有足够的性激素。女性激素检测包括雌激素、孕酮、卵泡刺激素和睾酮 / 脱氢表雄酮（帮助制造睾酮和雌激素的类固醇激素）检测。常规的男性激素检测会评估睾酮、雌二醇（男性体内的雌激素）和脱氢表雄酮的水平。

检查理由：许多习惯都会干扰我们的激素水平，比如饮食、运动、睡眠模式、处方药使用，以及食品供应和生存环境中所能接触到的毒素量，等等。激素失衡会对大脑造成严重伤害，造成炎症、压力和细胞损伤，同时损害记忆、执行功能和情绪。激素失衡也是导致疲倦、体重增加、睡眠障碍、性欲障碍和情绪失调的主要原因。

8. 甲状腺检测：这项检测日益重要，医生已深刻认识到甲状腺激素对整体健康的重要性，以及甲状腺激素失衡患者（主要是女性）的人数之众。甲状腺检测用来衡量甲状腺功能以及几种不同的甲状腺激素水平是否正常，包括三碘甲状腺原氨酸、甲状腺素和促甲状腺激素的检测。

检查理由： 甲状腺激素水平过低会损害记忆力、执行功能和专注能力，同时增加抑郁和其他不良情绪的患病风险。甲状腺功能减退（即甲状腺激素水平过低）也会导致体重增加、疲倦、肌肉和关节疼痛，以及许多其他不适的症状。相反，甲状腺功能亢进（即甲状腺激素水平过高）会导致体重减轻、心跳加速、多汗和易怒。

主动要求： 告诉医生你想要全面的甲状腺检查，而不仅仅是促甲状腺激素检查（标准的激素检查有时会包括促甲状腺激素检查），原因就在于，促甲状腺激素水平正常并不代表三碘甲状腺原氨酸和甲状腺素水平正常。

消防队长肯的故事：血液检查如何帮助他摆脱成瘾问题，彻底改造大脑

前来就诊时，59 岁的肯队长（Ken）已经为消防事业奋斗了 37 年。我父亲也曾是一名消防员，我非常理解几十年来危险的工作环境对肯大脑和身体造成的影响。

考虑到消防员成瘾问题很普遍，所以当肯队长说他在戒瘾时，我一点也不惊讶。他向我寻求帮助，想要更好

地了解大脑，以便控制自己的成瘾问题。同时他还患有头晕、疲倦、协调和平衡能力差的问题。自从做了消防员，他的体重就不断增加，最近还被诊断出患有慢性焦虑症，并出现短期记忆丧失。对于一个冒险拯救生命的人来说，这些症状给他敲响了警钟：他必须采取行动，挽救自己的生命。

我建议他首先做个血常规检查。检测结果很能说明问题。他的体重指数是 35，在临床上属于肥胖症，他的血糖、血压、胆固醇和甘油三酯都高，维生素 D 缺乏。除此之外，他还患有甲状腺功能减退、甲状腺激素不足，这正是他疲倦和发胖的原因。

由于超重而且经常疲倦，我们让肯队长做了睡眠测试，结果显示他有睡眠呼吸暂停症状，需要借助持续气道正压通气机治疗。从他目前的饮食习惯可以看出，他是压力型进食者，有压力时，快餐、糖和苏打水就会吃个不停，经常吃到上床睡觉为止。

与此同时，肯队长入住治疗中心戒除赌瘾。接受心理治疗的同时，我们也在想办法解决他的神经系统症状。肯队长的化验结果表明，他的饮食结构需要马上调整，因为体重、胆固醇、甘油三酯和血压都受到了严重的影响。治疗的目标就是减少肉类的摄入量，我鼓励他想吃肉时只吃有机肉或草饲肉，并把加工过的垃圾食品换成植物性的天然食品。

改善饮食的同时，肯队长也开始定期锻炼，参加了一个为期九周的跑步计划，并在63岁生日之前完成了他的第一个5千米比赛。他还开始记录自己的步数，目标是每天至少走6000步，实际上经常达到1万步。最后，借助于持续气道正压通气机，他可以平均每晚睡足7.5小时（使用智能手表得到的监测数据）。

最近，肯队长又做了一次血液检查，结果显示他的努力没有白费，治疗效果正在显现。他的体重从179千克降到了102千克，除甲状腺药物以外，他没有服用受体阻滞剂、血管紧张素转化酶抑制剂、他汀类药物或其他处方药。他的血糖、血压、胆固醇和甘油三酯也降到了正常范围。

现在肯队长的体重稳定下来了，也不再需要持续气道正压通气机了。虽然他仍在努力把体重指数降到正常范围，但他已经能够更好地应对各种身体问题，学会了很多保持健康的方法。他的生活充满活力，自我感觉更强壮、更快乐、更健康。

克里斯汀的建议： 血常规检查可以激励你改变健康状况和生活方式。对于肯队长和其他许多人来说，生活有了追求的目标。看到血液检测结果达到正常值，就像看到自己体重减轻一样，会让你感觉一切努力都是值得的，人生从此改变。

一个可以拯救大脑的检测

听力检测可能是评估大脑的最重要检测。据《纽约时报》报道："听力损失是导致失智症的最大可变风险因素，超过吸烟、高血压、运动缺乏和社交隔离等因素。"轻微的听力损失，即使被认为是"正常的"，也会降低大脑功能，让人无法清晰思考、理性思考和记忆细节。

如果听力欠佳，大脑就会被迫更努力地工作，从而无法完成更重要的任务。听力问题还会使人们在社会上处于孤立状态，增加患失智症的风险。听力损失如果未经治疗，5年内患失智症的风险会增加50%，同时患抑郁症的可能性增加40%。好消息是：做听力检测很容易。向你的家庭医生咨询，让他推荐一位治疗听力受损的专家。如果你听力已经受损，可以考虑使用助听器。虽然有些人不喜欢这些设备的外观、佩戴的感觉或传送的声音，但戴与不戴有天壤之别。戴上耳机，你就拥有健康、功能正常的大脑；不戴耳机，你的认知功能退化，患失智症的风险增加。同时在音乐会或建筑工地等噪声较大的场合，戴上耳塞或降噪耳机可以降低听力损失的风险，另外通过耳机听音乐或播客时要调低音量。

启程：将目标付诸行动的 4 种方法

很多人一开始都怀有宏大的目标和志向，想马上行动起来改变大脑，信誓旦旦地要彻底改变饮食习惯，坚持每天运动，每晚睡足 8 小时，每天早上冥想，下班后去做瑜伽，要减掉多年的赘肉。

提升认知能力正需要这种雄心勃勃、积极乐观的态度，但要保住来之不易的成果，你可能需要些帮助。做不到持之以恒的话，就无法改善身心健康或认知健康。

培养新的生活习惯与决心或自律无关。研究显示，95% 的饮食疗法没有效果，大多数人减肥后体重会在几个月甚至几周内反弹回来。同样，制订新年计划的人中只有 8% 的人真正实现自己的计划。只有 8%！

既然与决心和自律关系不大，那我们该如何保持新习惯呢？这里介绍四种将目标付诸行动的方法，让新习惯成为你生活中轻松、愉快的一部分，而不是费时费力的负担。

· 从小事做起

研究表明，与那些雄心勃勃，从一开始就想彻底改变饮食、运动、睡眠和其他习惯的人相比，能制定现实可行的、渐进式目标的人更有可能成功。

举个例子，如果你的习惯是早饭吃含糖的谷物或面包圈，午饭吃三明治或墨西哥玉米煎饼，晚饭吃点比萨或者其他外卖，茶歇时喝点咖啡、运动饮料或酒，那么要把这些加工食品、咖啡、酒和含糖饮料全部替换成海鲜、豆类、水果和蔬菜可就难了。对美食求之不得心常爱的心态很容易克服，难就难在你没有时间或经验找到满意的替代食品，用于取代你习惯吃的不健康食品。

在这种情况下，与其一下子放弃所有的饮食习惯，不如先放弃大部分加工食品，然后慢慢全部放弃。接下来你可以把每天的咖啡因摄入量减少到一杯，最后减少到半杯。当你感觉已经可以控制加工食品和过量咖啡因的摄入时，减少饮酒量，减少多余糖的摄入量。

还有一些需要考虑的事情：你可能不想一下子把饮食、健身、补水、睡眠、压力控制和食品补充剂等方方面面都改变。通过指导患者我了解到，有些人喜欢同时做出多项改变，而有些人即使只调整两项内容也会不知所措。

无论你属于哪种类型，我都鼓励你每周只改变一个习惯。然后在接下来的每一周继续培养新习惯的同时，努力将已做出的改变坚持下去。10 周之后你可能会发现自己已经做出了 10 个有意义的小改变，这些改变加起来会对你的大脑和整体健康产生重大影响。

· 追踪记录

监测你每天的热量摄入、步数、饮水量、睡眠时间，记录得越多，你就越想看到健康的数据，这种方法有助于你实现目标。借助于应用程序或可穿戴设备进行追踪，你可以得到即时反馈，实时调整计划。你还可以把追踪的数据分享给朋友或志同道合的网络社群，相互支持、相互激励、相互鼓励。

研究表明，由于上述原因，追踪自己习惯的人比那些不追踪的人更容易实现健康目标。例如，每天记录热量摄入的人比不记录的人减重更多，而那些监测自己运动量的人比不监测的人去健身房的次数更多，实际上他们很享受记录的过程。

我给我所有患者的建议是：追踪记录新的健康习惯至少12周。3个月的时间足以让你看清发展趋势，如果新习惯不尽如人意，你可以随时调整。例如，如果你开始记录摄取的热量，可能你会发现自己吃的比想象的要多，原因在于你会边做饭边吃东西。一个解决办法就是在做饭的时候制定一个"禁食规则"，或者让你的配偶做饭1周，看看这对你每周的热量摄入会不会有影响。

我个人几乎跟踪健康的每个方面，包括下面概述的6个指标，这样一来如果健康脱轨，我也能实时做出调整，防止或减少不良健康习惯。例如，通过追踪热量，我发现自己最近摄入的糖过多。我从天然食品超市买了大量杧果干，这东西虽然健康，却含有大量的糖和热量，这大家都知道。吃一点没问题，但我下班回家途中一直在吃，结果不知不觉就摄入了数百卡热量和几十克糖。改掉这一习惯之后，我的血糖稳定下来，精力更充沛，再去采购食品时也更理性。

你应该监测哪些习惯呢？答案部分取决于你的目标，我将从以下6个指标说起。需要说明的一点是，如果你像鱼一样喝水，你可能不需要追踪饮水量；如果你每天都做瑜伽来调节压力，你就不需要追踪冥想时间了。这取决于你，但我保证，你追踪记录的数据越多就会越成功。

1. **体重**。优化大脑功能最好的方法之一就是保持健康的体重，但是体重多少才算健康呢？确定健康体重的一个最佳标准就是体重指数（身体质量指数）。有些教练可能会认为把体脂率作为衡量工具更准确，但疾病控制与预防中心和一些专家则认为，体重指数与体重有关，因此更能反映整体健康风险。然而如果你有专业人士为你计算体脂率的话，那你可以把体脂率作为衡量目标体重的基础数据。

体重指数大于 30 表明你可能患有肥胖症，最好去看医生，或请健康保健师为你制订一个针对性的减肥计划。体重指数在 25~29.9 意味着你超重了，需要减肥。遵循我的"健脑饮食"计划，再配上低热量饮食（见下一个指标），实现减肥目标指日可待。

如果你的体重指数在 18.5~24.9，恭喜你！你的体重是健康的。如果体重指数低于 18.5，表明你可能体重过轻，需要去看医生，确认一下你获得的营养是否足以供给大脑和身体所需。

知道了体重指数，你就知道自己是该减重还是保持现状。我建议你每天称体重，看看你离理想目标还有多远。虽然每天会有几斤的波动，但养成每天称体重的习惯后你就可以适时地调整日常的热量摄入和体能活动，从而防止那 3 斤赘肉变成 30 斤。随着年龄的增长和新陈代谢的变缓，这种情况很常见。养成定期称体重的习惯后，你就能知道引起发胖的罪魁祸首有时并非饮食或运动，而是其他因素，比如服用了某些药物，睡眠过少，或没有管理好压力等。

正因为如此，研究表明，不管饮食习惯如何或运动多少，那些每天称体重的人减肥更容易成功。为了保持数据一致，要坚持每天同一时间称体重，最好在早晨刚起床时。

2. 热量。 这是你能追踪到的最有可能让你大开眼界和改变人生的指标之一。大多数人不知道自己每天摄入多少热量，一旦开始追踪记录，他们才惊讶地发现，相对于自己的体重和身高而言他们摄入的热量太多了。就算吃的主要是蛋白质和脂肪，没有糖类，只要摄入的热量过多，体重就会增加。

记录之前，你需要弄清楚，每天实际需要多少热量才能维持体重和健康。大多数热量计算应用程序都有热量计算器，可以根据你的年龄、性别、身高、体重和运动量计算出你每天的能量需求。如果你喜欢的这个应用程序没有热量计算器，上网搜索很容易找到。补充一点，除非你非常喜欢运动，否则我建议你在体育活动一项输入"不运动"或"少量运动"，因为大多数人都高估了运动对能量消耗的影响。

下一步，下载一个热量计算应用程序，记录下你吃的、喝的所有东西，并计算出你每天摄取的热量，FitBit、Lose It、MyFitnessPal 都很受欢迎。一定要把吃进嘴里的所有东西都输入进去，哪怕你只是在最喜欢的果汁吧试吃了一小杯奶昔，或者在做三明治时舔了一口刀上蘸的花生酱。这些热量，尤其是来自高能量食物的热量，高得惊人。用计数器算出你每天通过吃喝摄入的热量，根据体重指数和每日热量目标，看看自己需不需要少吃点儿才能维持体重或减轻体重。

3. 运动。无论做什么事情，如果能每天追踪记录的话，坚持下来的可能性就会更大，运动尤其如此。记录下每天的运动量，为自己的健康负责，当你看到自己每天、每周都在进步，就会产生极大的满足感。研究表明，那些记录运动情况的人比不记录的人运动量明显增加。

你可以把运动情况写在挂历上或者传统的日记本里。把运动量用笔写下来，而不是输进小程序，能让你更直观地感受到自己的进步，感受到付出总有回报的喜悦。

另一方面，有成百上千的人在使用健身应用程序和可穿戴设备，成效显著。许多应用程序，比如智能手机上的标配——步数计数器，可以记录下你全部的运动，激励你增加运动量，不管是增加常规的健身活动还是多走几步。通过 Strava 和 FitBit 之类的应用程序（要搭配设备使用），你可以与朋友、私人教练或在线健身群分享运动数据，从中得到更多的动力、支持和责任感。最后，像 FitBit 之类的应用程序可以同时记录你的体重、热量、水分、睡眠和运动，全方位自我监测。

　　我个人对苹果手机的应用程序 Stepz 情有独钟，它可以记录每天的步数、总里程数和燃烧的热量。这款应用鼓励用户每天完成 1 万步的目标（这是公认的保持健康的运动量），如果达到目标，系统会向你发出祝贺，或者通过闪烁不同的颜色（橙色表示你接近目标，红色表示你需要再加把劲）鼓励你多走路。

　　使用应用程序 Stepz 之前，我根本不知道自己每天除了固定的健身运动还能做多少体能活动。如果你每天坚持健身，走步还有必要吗？研究表明，单纯的健身运动并不能消除久坐的有害影响，最健康的人也会在健身房外积极运动。当我迈开步子后，我发现自己精力更充沛，头脑更清晰，一整天都神清气爽，活力十足。

　　4. 补水。很多便宜或免费的应用程序会根据你的身高、体重和性别计算出你的用水需求，你只需输入每天的饮水量，就可以知道是否达到补水目标。有些应用程序会向你发送提醒，告诉你什么时候该喝水了，而 Waterlogged 之类的应用程序可以为你量身设计杯子或瓶子的容量，方便计算饮水量。一款名为"Plant Nanny"的智能应用程序设计了一朵可爱的动画小花，水喝得越多，花开得就越灿烂。当然喜欢的话你也可以写补水日记，记录每天喝了多少水。按照美国医学研究所的标准，男性每天需要喝水 3.7 升，女性每天 2.7 升。

几年前我开始记录补水情况，在这之前我根本不知道自己实际上喝的水有那么少。记录每天补水的过程很有启发，也让我大感震惊，因为我的补水量远远不足以让大脑保持水分充足、健康。从那时起我开始随身携带容量 1 升的不锈钢水瓶，里面装满纯净水，在睡前一定要喝完 3 瓶。时至今日，我还要依靠记录饮水量或者喝完 3 瓶水这样的办法才能达到每天的补水目标。

5. **睡眠**。大多数人都高估了自己的睡眠时间。通过追踪记录你会得到确切而真实的睡眠数据，由此判断你是否需要改变睡眠习惯，达到改善大脑健康和功能的目标。

记录睡眠时间也可以帮你识别哪些症状是睡眠不足引起的。造成白天疲倦、脑雾、记忆力差、食欲增加、体重增加、萎靡不振、焦虑和抑郁等症状的原因很多，但大脑和身体真正需要的可能就是 8 小时的充足睡眠。

智能手机应用程序和可穿戴设备都设有睡眠追踪器，可以评估睡眠次数、睡眠质量以及深度睡眠和快速眼动睡眠的时间。有些甚至可以设定闹钟，在你进入深度睡眠之前叫醒你，这样可以减少昏昏沉沉的感觉，尽快恢复精神。FitBit Versa 这样的可穿戴设备以及 SleepScore 这样的低价程序（我的最爱）都比较受欢迎。

请记住，睡眠追踪器不能取代睡眠呼吸暂停测试。如果你怀疑自己可能有睡眠呼吸暂停症（见第七章），要马上看医生。

6. **冥想。**如果你选择通过冥想来减轻压力（见第七章），有很多可供下载的应用程序和可穿戴设备用来追踪进展，指导练习，甚至了解大脑思维状况。

Mindfulness App 和 Sattva 之类的应用程序可以提供指导课程，同时记录练习的频率，从而让你更加自觉、自律，也让你在训练中发现自己的变化，比如在你经常冥想的那几周，你是否感觉压力变小了，注意力更集中了。

Muse 之类的可穿戴式冥想传感器利用可下载应用程序，能将数据追踪能力提高十倍。我喜欢 Muse，冥想的时候它能实时反馈大脑的状态。Muse 可以监测脑电波，当你需要静下来思考时，Muse 会发出暴风雨即将来临时的电闪雷鸣声；当你的思想完全放松时，它又会呈现风和日丽的天气里悦耳动听的鸟鸣声。该设备还与智能手机搭配，跟踪你的进步情况和认知数据，激励你积极投入，定期冥想。

生产冥想传感器的公司并不只有 Muse 一家，我推荐它是因为该产品的设计是建立在神经科学的基础之上。不过要注意的是，冥想传感器价格不菲，一个基本款高达 200 美元。

·找个教练或责任伙伴

有研究显示，生活中找一个能督促你实现目标的人，目标成功率增加65%，如果你们经常见面，成功率更是高达95%。责任伙伴可以是配偶、亲友、同事，也可以是受过训练的专业人士，比如私人教练、营养师、治疗师或认知教练。向责任伙伴报告进度不会占用太多时间或精力，每天抽出五分钟，打个电话分享一下你任务完成的数据记录，就这么简单。我的患者告诉我，他们之所以能成功实现健康大脑的目标，原因就在于在他们心中，我不仅是教练，指导他们，帮他们找到正确的方法，而且还是啦啦队的队长，一直支持他们、鼓励他们。

·乐在其中

用健康的方式自我激励。比如说，如果你减掉了5千克，或者连续2个月每天坚持冥想，或者成功戒掉了酒精和咖啡，那么你可以订购1个月的有机水果和蔬菜来奖励自己，或者出门度假放松一下。找一个你最喜欢的运动方式，坚持下去；或者和朋友来个责任约定，一起达成某个健康目标；或者与朋友一起散散步，在运动中享受快乐。总之，记住一点：你正经历一段妙不可言的旅程，你的最终目标是成为最聪明、最健康、最快乐的人，你迈出的每一步都值得好好庆祝。

为什么要记录血压

根据美国疾病控制与预防中心的数据，大约有1100万美国人患有高血压，但他们并不知情。高血压通常不会引发急症，这就是为什么它经常被称为"沉默的杀手"。血压过高，导致血液对血管壁的压力过大，这样会损害动脉，导致血液无法流向大脑，更不用说身体其他部位，同时给心脏带来巨大负荷。

下载SmartBP或Cardio Journal之类的免费应用程序可以测量血压，让你了解自己的血压状况，知道什么时候该去看医生。你也可以使用臂环或腕表等可穿戴设备，虽然需要花点钱，但数据更准确。我每天使用欧姆龙臂带来记录血压和心率，它可以存储以前的数据，方便我比较结果。如果你血压不正常，或者怀疑自己血压不正常，不要再等了，马上看医生。同样，如果你已经有高血压了，请遵循医嘱，积极治疗和监控。

美国国家橄榄球联盟的故事：这位伟大的橄榄球运动员如何通过自我激励，改变人生剧本

第六章我讲过埃德，这位前明尼苏达维京队进攻后卫在 62 岁时戒掉了咖啡，改善了大脑功能（见第六章）。但埃德的故事之所以吸引我还有另一个原因，他最近发现了一种追踪习惯的方法，这种方法彻底改变了他的健康状况，扭转了乾坤，将消极的局面转化为积极的局面。

两年前[①]埃德被诊断出患有阿尔茨海默病，这一变故改变了他的生活，但没有改变他的人生态度。他没有屈服，而是决定重拾他在诊疗期间学到的高效健康习惯，像对待橄榄球场上无处不在的威胁一样对待疾病。虽然无法达到最佳的大脑认知状态，但他仍然希望大脑能发挥最大的潜能。

1 年前埃德开始记录 5 个指标数据：体重、热量摄入、睡眠、步数和间歇性禁食的时长，并将结果写在日记本里。每天睡觉前他都会在每个指标上给自己打分，如果觉得目标实现了，就给自己一颗星。如果目标没有实现，也没有惩罚，免得自己灰心丧气。到了月底，他会计算出得

---

① 本书中的时间参照为原书出版时间。——编者注

五颗星的天数，然后下个月努力保持或超过这个天数。

埃德给自己星星的标准还是很宽松的。体重减轻有一颗星，保持现状也有一颗星。他使用 MyFitnessPal 来记录摄入的热量，如果没有超过每天的最高摄入量就给自己一颗星。他在晚餐和次日第一顿饭之间禁食（要了解更多关于间歇性禁食的知识，见第三章），禁食达到 16 个小时得到一颗星。他用 FitBit 追踪睡眠，当应用程序将他的睡眠评为"良好"时又得到一颗星。埃德还用 FitBit 记录自己的步数，每日目标 1 万步，如果超过 5000 步，他就奖励自己一颗星。

埃德重新开始记录健康习惯以来已经减掉了 35 千克，改善了睡眠，摆脱了关节疼痛，提高了大脑的警觉性和敏锐度。他告诉我，如果有几天偷懒而没有坚持记录，他又会回到暴饮暴食、睡眠不佳、慵懒的状态，但他不会因此而自责，相反，他承认自己的失误，并重新回到正轨。更重要的是，监测自己的健康指标能给他一种掌控感，就像玩游戏一样。

埃德非常喜欢监测健康指标，最近他决定再增加 5 个指标：补水、食品补充剂、每天玩益智游戏的时间、蔬果汁的摄入量和血压。现在只要他喝足水、服用所有补充剂、玩 20 分钟益智游戏、喝一杯蔬果汁、FitBit 显示血压正常，他都会给自己一颗星，这意味着埃德现在每天最多可以得到 10 颗星了。

一年后，虽然还是阿尔茨海默病患者，但他自认为比以前更健康，头脑更敏锐。

克里斯汀的提示：自我监测可以激发人的积极性，让人充满力量，也是一种自我照顾、自我关怀的形式。对埃德来说，追踪记录让他努力做到一天比一天好。

结语

在 21 世纪实现大脑逆龄

祝贺你——你现在已经掌握了让大脑逆龄的所有一切！如果你充分利用书中所讲的方法，比如饮食、运动、补水、食品补充剂、压力调节、积极乐观和认知训练等，你就有能力创造最健康的大脑。

如果你还想进一步提升大脑功能，那么我鼓励你去探索新的方法，毕竟在认知功能与健康领域，技术已经取得了惊人的成就，不断会有新技术、新工具被研发出来，用于评估和治疗大脑。

我要说的是，除书中已经介绍过的方法外，如果你还想要更上一层楼，我可以再介绍几种，虽然不一定便宜，也可能不容易获得，却很有助益。

想要拥有一个最健康、最强大的大脑，你还可以考虑以下4种疗法。

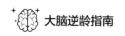

神经反馈疗法

这是最有前途的大脑干预手段之一，因为它可以提高神经连接的稳定性和效率，增强认知能力。如果你熟悉生物反馈（一种常见疗法，用于帮助控制身体生理反应，比如心率、血压和肌肉紧张等），那么你就能更好地理解神经反馈是如何运作的。神经反馈就是大脑的生物反馈，使用脑电图来测量脑电活动。测量时将电极传感器贴在头皮上，这样脑电活动可以实时传送到计算机上，然后临床医生会对结果进行解读，指导患者以各种方式调节脑电活动。

神经反馈作用强大，能帮助患者重新连接神经通路，增加大脑不同区域之间的交流，使思维活动更高效，提高认知能力、创造力和持续的注意力。该疗法已被用于治疗大脑功能失调，缓解慢性疼痛、抑郁、焦虑、创伤、失眠、头痛和其他认知疾病的症状。虽然大多数神经反馈治疗指南要求多个疗程，但研究发现，即使是 1 小时的神经反馈治疗也能改善认知交流、加强神经通路连接。

我个人在神经反馈方面成绩斐然，我亲自实践过，也将它应用于临床研究。我们使用神经反馈疗法帮助国家橄榄球联盟的球员加强因头部创伤而受损的大脑连接，还用这种疗法解决了多动症、焦虑、抑郁和失眠等众多个性化的问题。这种疗法不需要吃药，没有副作用，但我最喜欢的一点是，该疗法治标又治本，不只是在有问题的地方"贴个创可贴"，而是重新训练大脑，让它从此更有效地运作。

神经反馈诊所在全美各地均有开设，相关问题可以向家庭医生咨询。

你应该做脑部扫描吗？

这本书有很多关于脑成像的内容，以及它如何改变神经疾病患者的生命和大脑功能的内容，但这是否意味着你应该赶紧去做个脑部扫描呢？不一定。第一步就是咨询你的家庭医生或神经科医生，因为只有他们才有资格安排脑成像检查。脑成像技术有很多种，用途各不相同，显示的大脑信息也不同。有些方法，包括单光子发射计算机断层扫描在内，会让你接触到少量的辐射，尽管一两天内辐射就会排出体外，选择时还是要谨慎，毕竟大脑是你身上最珍贵的器官。

如果你对脑成像感兴趣，又没有神经系统疾病，我建议你问问医生是否可以做个定量脑电图，测量你的脑电活动。定量脑电图测试是非侵入性的，也没有辐射，但可以显示大脑运行是否高效，哪些区域可能过度活跃，哪些神经连接可能比较薄弱，这样医生可以根据检查结果推荐治疗方案，优化大脑认知功能，帮你更好地处理精神健康问题或情绪问题。

有关定量脑电图测试和测试地点等问题，可以向家庭医生咨询。定量脑电图测试通常只需几百美元，比其他大脑成像技术要便宜，除非是特殊疾病有检查需求，一般不被纳入健康医疗保险给付范围。

高压氧疗法

第四章提到，运动是促进脑循环最有效的方法——除非你有高压氧治疗室。高压氧疗法是将病人置于高压的室内（压力是正常气压的3倍）吸氧以治疗疾病的方法。在高压的环境中，肺吸入的氧气更多，因此输送到你宝贵大脑的血液以及血液所携带的氧气和营养物质就会更多。

高压氧疗法的不仅适用于增进大脑健康，但也常用于修复脑震荡、重击或其他创伤性脑损伤患者的认知损伤。例如，我们用高压氧疗法对国家橄榄球联盟的球员进行治疗后，球员们的大脑循环显著改善，单光子发射计算机断层扫描中可见的供血不足也得到了修复。研究显示，患有阿尔茨海默病和各种失智病的人群在治疗后能够提高认知能力，减轻症状。然而能否将这种疗法广泛应用于没有认知损伤的人群还有待进一步研究。

如果你对高压氧疗法感兴趣，可以跟你的医生联系，让他给你转诊到合适的诊所。这种疗法并不适合所有人，有低度的风险，使用前务必找医生了解一下。需要注意的是，高压氧疗法通常需要多个疗程才能产生持久的效果，而且费用很高。一些医疗保险机构可能会为有治疗指征的患者支付费用。

漂浮疗法

我非常喜欢漂浮槽，希望拥有一个，这样每天都可以用它来帮助我理清思绪。漂浮槽提供全面的感官剥夺，患者漂浮在与体温相同的盐水中，没有光或声音分散注意力，身体完全放松。研究表明，漂浮疗法能改变大脑功能，即时减轻压力、焦虑、抑郁，甚至缓解身体疼痛。也有证据显示，这种疗法可以降低血压和应激激素皮质醇，许多患者会产生愉悦感，有助于应对压力所带来的伤害。近年来，漂浮疗法也被证实可以治疗焦虑、成瘾、纤维肌痛和其他神经认知障碍或身体疾病。

我认为漂浮疗法可以作为自我护理的首选，也是个人用于减压的最佳方法之一。网上搜索一下，看看你附近有没有漂浮治疗中心，其实许多水疗中心也提供这个项目。根据疗程长短，费用会有所不同，但有些诊所会对按月付费的会员提供优惠。

催眠疗法

催眠并不是高科技，已有几百年历史，越来越多的现代研究表明，催眠疗法疗效显著，能减轻压力，减少消极情绪，治疗可能损害认知功能的创伤。也有研究发现，催眠可以提高专注力，治疗多种疾病，包括失眠、慢性疼痛、紧张性头痛和偏头痛、肠易激综合征、成瘾和恐惧症。我见过许多患者在催眠疗法的帮助下解决了烟瘾、饮食冲动等各种问题，同时催眠疗法还能改变患者的思维模式，培养更乐观的人生态度，从而更愿意为健康和康复而努力。

要找在催眠治疗领域有资质的心理学家、医生或心理健康咨询师就诊。如果是焦虑、压力、成瘾或饮食冲动等疾病，可能需要几个疗程才能有效。在预约治疗之前先打电话咨询一下健康保险公司，如果你找的是保险公司指定的医生，公司会承担一定比例的费用。

总而言之，以上这些都是让大脑逆龄的额外建议。最重要的方法你已经拥有了，那就是：要有掌控自己健康的主观愿望，了解相关知识。你不必把学到的所有东西一下子全用上，实现大脑逆龄的美妙之处就在于，这是你自己的旅程，漫漫人生路，你可以去尝试不同的疗法，找到对你最有效、你最喜欢的方法来提高认知能力和表现。

当你这样做的时候，请记住，数百万人都在寻求提升大脑健康的方法，你并不孤单。在世界各地，许多人都在学习保护、维持和改善神奇大脑的功能，毕竟能思考、能行动、有爱心是一份弥足珍贵的礼物。珍惜这份礼物，并乐于与他人分享。也许大脑逆龄的最好方法之一就是敞开心扉，相互关爱，与周围的人一起创造更智慧、更快乐、更健康的生活。

在后新冠疫情时代寻找爱和幸福

时至今日，大脑健康对一个人的幸福安康至关重要。新冠疫情让人们深刻意识到健康的重要性，不仅是身体健康，还有心理健康。新冠疫情给全球数百万人带来了前所未有的恐惧、焦虑和压力，造成了巨大的精神创伤和情感创伤，成千上万的人陷入丧亲之痛。目前，我们还不清楚新冠疫情对集体福祉以及个人心理造成多大伤害。

读了这本书，你就可以有意识地去增强体质，强化心智，治愈心灵。掌握了书中内容，你会更强壮、更健康，更有韧性去应对新冠疫情带来的威胁。更重要的是，新冠疫情给我们每个人带来了心理创伤，甚至在后新冠疫情时代继续影响我们的生活。这本书提到的方法可以帮助我们修复创伤，恢复正常生活。现在关注认知健康，以便未来经受创伤时能有更强的心理承受力。上帝保佑我们的世界不会再次暴发疫情。

新冠疫情给日常生活带来的困扰使许多人对未来担忧，但我想说，你们完全有能力让自己健康、快乐，这是有意识的自主选择，需要做的就是关注饮食、锻炼身体、训练大脑、强化心智、处理好人际关系、多与人交流、善于接受新知识，从而成就更好的自己。

但这不仅仅是选择营养丰富的食物和多做运动这么简单。你还需要学会如何协调注意力，选择乐观和爱，而不是悲观和恐惧。大脑成像显示，乐观、心中有爱的人比悲观、心中有恨的人更能承受焦虑和恐惧，而后者正是许多人在面对新冠疫情时所表现出的负面情绪。

如何让自己乐观起来、心中有爱呢？第七章和第八章讲了许多策略，但简而言之，最好的方法是抽出时间来自我反思，心怀感恩，与人为善。做到这3点，你的恐惧和焦虑就会被快乐和平静所取代。

不管你选择冥想、瑜伽，还是选择呼吸训练，花点时间自我反思会让你头脑冷静，减少恐惧，让你对自己的生活和周围的世界充满希望。心怀感恩，铭记所有让你感到幸运的理由，先从生活在这个美丽的地球上说起，逐一列举，这会让你充满正能量，情绪更有韧性，心理更健康。最后，尽你所能帮助他人，无论是对邻居说一句温馨的话语，还是带着关怀同情之心去倾听他人的诉说，都会激活大脑的奖励中心，激发更大的幸福感和快乐感。

找到应对恐惧和焦虑的策略，就可以改善大脑活动，也可